फटनेस और शां त के लए आसन का कला और व

फिटनेस और शांति के लिए आसन की कला और विज्ञान

फटनेस और शां त के लए आसन का कला और व

फिटनेस और शांति के लिए आसन की कला और विज्ञान

Rediroma-Verlag

Bibliografische Information der Deutschen Nationalbibliothek:
Die Deutsche Nationalbibliothek verzeichnet diese Publikation in der Deutschen Nationalbibliografie; detaillierte bibliografische Daten sind im Internet über http://portal.dnb.de abrufbar.

ISBN 978-3-98885-408-7

www.rediroma-verlag.de
14,95 Euro (D)

*   तावना*

हमारे आधु नक युग म ATन और ग तहीन जीवनशैली म , बैठने का सरल Aया हमारे दै नक जीवन का एक मह वपूण' पहलू बन गई है। फर भी, हम कतनी बार अपने
 वाRय और तं5V ती पर अपने आसन के
 भाव पर वचार करते ह? यह पु तक, "अपनी रीढ़ का ह ◌ी को सीधा करना:
 फटनेस और शां त के लए आसन का कला और व ◌ान," का उ5◌ेGय हमारे शारी रक
 वाRय और मान सक शां त पर आसन के गहन भाव को समझना है।

आगे आने वाले प T के मा³यम से, हम न

केवल सीधे बैठने के यां 7का को समझने का या7◌ा पर नकलते ह , बि क इसम न हत प रवत'नकारी श N को भी समझते ह । आसन एक ◌ि RR ◌ि R त से कह अ धक है; यह इस बात का एक ग तशील अिभ N है
 क हम अपने शरीर म कैसे रहते ह , जो हमारी रीढ़ का ह ◌ी के वाRय से लेकर हमारी भावना मक ◌ि R त तक सब कुछ
 भा वत करता है।

हम रीढ़ का ह ◌ी का शारी रक रचना का पता लगाते ह , आसन के साथ इसके ज टल संबंध को उजागर करते ह और कैसे इसे अनदेखा करने से असु वधा और दद' हो सकता है।
 ◌ावहा रक सलाह और वशेष अंत5' के

साथ, हम सीखते ह क एग नो मक वातावरण कैसे बनाएं जो पूरे दन हमारे शरीर का समथ'न करते ह , चाहे काम पर हा, घर पर हा या चलते- फरते हा।

ले कन यह पु तक मा7 नद ˇश से आगे जाती है; यह अ" मु5◌ा के गहन लाभा

का खोज करती है। बेहतर ास और प रसंचरण से लेकर तनाव म कमी और मान सक ता म वृि5 तक, लाभ हमारे जीवन के हर पहलू म दखाई देते ह । हम पाते ह क कैसे माइंडफुलनेस और मु5ा आपस म जुड़ी 5ई ह , जो अ धक आ म-जागVकता और आंत रक शां त का माग' बनाती ह।

केस टडी और वा त वक जीवन के उदाहरणा पर आधा रत, हम सही मु5ा का आदता को अपनाने के प रवत'नकारी भाव को य Vप से देखते ह । हम आम चुनौ तया का सामना करते ह और अिभनव समाधान तलाशते ह, िजससे भ वRय का माग'
श त होता है जहाँ मु5ा केवल वाRय संबंधी वचार नह बि क सम क याण का आधार शला होती है।

जब हम आधु नक जीवन का ज टलता से
नपटते ह , तो "अपनी रीढ़ को सीधा करना" एक माग'दश'क काश के Vप म काय' करता है - यह इस बात का माण है क हम कैसे बैठते ह जैसे मौ लक Vप से हमारे शारी रक

और मान सक वाRय पर हमारी कतनी श N है। मुझे उ मीद है क यह पु तक आपको बेहतर मु5ा का ओर अपनी या7ा शुV करने के लए ेरत करेगी, िजससे जीवन श N, लचीलापन और गहन शां त से भरा होगा।

अ³याय वचार

1. *आसन का प रचय:*
- वाRय और तं5V ती के लए अ“े आसन का मह व।
- खराब आसन से उ प होने वाली सामा य सम याएँ।

2. *रीढ़ का ह ी को समझना:*
- रीढ़ का ह ी का शारी रक रचना और आसन म इसका भू मका।
- आसन रीढ़ का ह ी के वाRय को कैसे
भा वत करता है।

3. *बैठने का एग नॉ मKस:*

- एग नो मक वक' ेस सेट करना।
- सही कुसा और डे क का ऊँचाई चुनना।

4. *अ“े आसन को बनाए रखने का तकनीक :*
- आसन को बेहतर बनाने के लए ायाम और ेच।
- पूरे दन आसन के त जागVक रहने के
लए माइंडफुलनेस तकनीक ।

5. *उ चत आसन के लाभ:*
- सांस लेने और रN संचार म सुधार।
- पीठ दद' और म कुलो केलेटल वकारा का कम जोिखम।

6. *आसन और मान सक वाRय:*
- आसन मूड और तनाव के तर को कैसे
भा वत करता है।
- माइंडफुलनेस और रलैKसेशन ैिKटस म आसन को शा मल करना।

7. * विभ से ट स म आसन:*
- काम पर, घर पर और अवकाश ग त व धया के दौरान बैठने के लए आसन संबंधी सुझाव।
- या7ा करना और अ" मु5ा बनाए रखना।

8. *केस टडी और सफलता का कहा नयाँ:*
- बेहतर मु5ा के मा³यम से अपने वाRय म
सुधार करने वाले   Nया के वा त वक

जीवन के उदाहरण।
वशेष सलाह और शंसाप7।

9. *चुनौ तयाँ और समाधान:*
- अ" मु5ा बनाए रखने म आने वाली आम बाधा   पर काबू पाना।
- मु5ा सुधार के दौरान असु वधा से नपटना।

10. *भ वRय के Vज्ञान और ौBो ग कयाँ:*
- एग नो मक फ़ना चर और मु5ा- नगरानी उपकरणा म नवाचार।
- मु5ा और वाRय का वक सत होता
व ान।

11. * नRकष':*
- अ" मु5ा के लाभा का पुनक' थन।
- दै नक जीवन म अ" मु5ा का आदता को एका कृत करने के लए अं तम सुझाव और
ो साहन।

इन वषया को कवर करके, आपका पु तक शारी रक फटनेस और मान सक शां त के
लए अ" मु5ा को समझने, ा त करने और बनाए रखने के लए एक

ापक मागदशका दान कर सकती है।

1: आसन का प रचय

1.1 आसन का मह व

आसन से ता पय' अंत र म शरीर के संरेखण और िR त से है, खासकर जब बैठे, खड़े या लेटे हा। यह म कुलो केलेटल वाRय को बनाए रखने म मह वपूण' भू मका नभाता है, यह भा वत करता है क हमारा शरीर कतनी कुशलता से काम करता है और हम खुद को कैसे देखते ह। उ चत आसन यह सु नि त करता है क हमारे शरीर का वजन रीढ़ का ह ी म समान Vप से वत रत हो, िजससे मांसपे शया और नायुबंधन पर तनाव कम हो।

1.2 रीढ़ का शारी रक रचना

रीढ़ का ह ी, या कशेVक तंभ, आसन को समझने के लए क 5 य है। इसम 33 कशेVक होते ह जो पाँच े7T म वभािजत होते ह: ीवा, व ीय, काठ, 7कािR और अनुमि तRक। येक े7 म अ @तीय वAता होती है जो विभ कायfi का समथ'न करती है, जैसे क ीवा और काठ े7T म लचीलापन और व ीय े7 म िRरता।

1.3 खराब मु5ा के भाव

खराब मु5ा विभ म कुलो केलेटल वकारा को ज म दे सकती है, िजनम शा मल ह:

- *पीठ दद':* रीढ़ का ह ी का गलत संरेखण मांसपे शया पर दबाव डाल सकता है और वशेष Vप से पीठ के नचले ह से म A ो नक दद' का कारण बन सकता है।

- *गद'न दद':* ATन के लंबे समय तक उपयोग के साथ सर को आगे का ओर झुकाना गद'न का मांसपे शया पर दबाव डाल सकता है और अकड़न और दद' का कारण बन सकता है।

- *कंधे का दद':* झुकने से गोल कंधे नसा और रN वा हका को संकु चत कर सकते ह, िजससे दद' और सु ता हो सकती है।

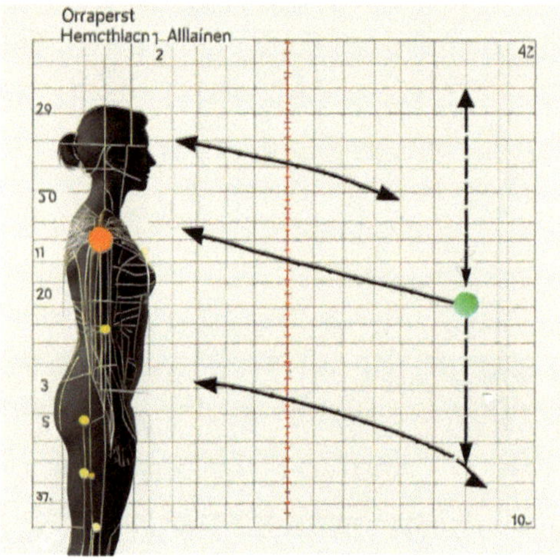

च7ण: रीढ़ का ह ी का एक शारी रक आरेख िजसम विभ े7T और उनके
ाकृ तक वA (ीवा और काठ म लॉड सस, व म कफो सस) को दशा'या गया है।

1.4 आसन असंतुलन

आसन असंतुलन को समझने से खराब मु5ा का आदता को पहचानने और सुधारने म मदद मलती है। सामा य असंतुलन म शा मल ह:

- * कफो सस:* व ीय रीढ़ का ह ी का अ य धक वAता, जो AKसर गोल ऊपरी पीठ वाले Nया म देखा जाता है।

- *लॉड सस:* काठ का रीढ़ का ह ी म अ य धक अंदर का ओर वAता, जो आमतौर पर वेबैक मु5ा से जुड़ी होती है।

- * को लयो सस:* रीढ़ का ह ी म पा 'वAता, पा ' 5Gय से संरेखण को भा वत करती है।

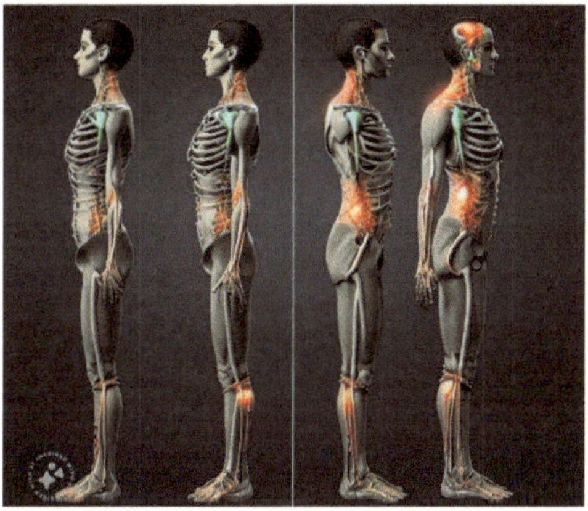

उदाहरण: सामा य आसन असंतुलन बनाम सही मु5ा दखाने वाली तुलना मक छ वयाँ,

मु य अंतरा को उजागर करने वाले एनोटेशन के साथ।

1.5 मु5ा का आकलन करना

मु5ा का आकलन करने म कान, कंधे, कू हे और टखने जैसे शरीर के मुख Rला के संरेखण का मू यांकन करना शा मल है। लंब लाइन या मु5ा ड जैसे

उपकरण आदश' संरेखण से वचलन को नRP Vप से मापने म सहायता कर सकते ह।

चित्र: एक N के स 5ट को ओवरले करने वाला एक मु5ा ड, जो शरीर के Rला के इ तम संरेखण से वचलन को दशा'ता है।

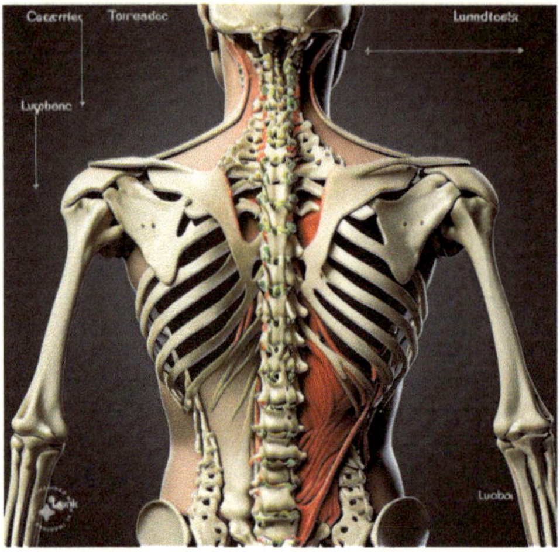

1.6 अ" मु5ा के लाभ

अ" मु5ा बनाए रखने से कई लाभ मलते ह, िजनम शा मल ह:

- *बेहतर ास:* रीढ़ का ह ी का उ चत संरेखण फेफड़ा को पूरी तरह से फैलने देता है, िजससे ऑKसीजन का सेवन और सन द ता बढ़ती है।
- *बढ़ा 5आ रN संचार:* अ"ा आसन इ तम रN वाह को बढ़ावा देता है, िजससे
 शरापरक ठहराव और संबं धत 5दय संबंधी सम या   का जोिखम कम होता है।

- *बढ़ा 5आ आ म व ास:* खड़े होने या बैठने से आ म व ास और 5ढ़ता

का संचार होता है, जो पार रक संबंधा को सकारा मक Vप से भा वत करता है।

उदाहरण: सन Aया और 5दय संबंधी

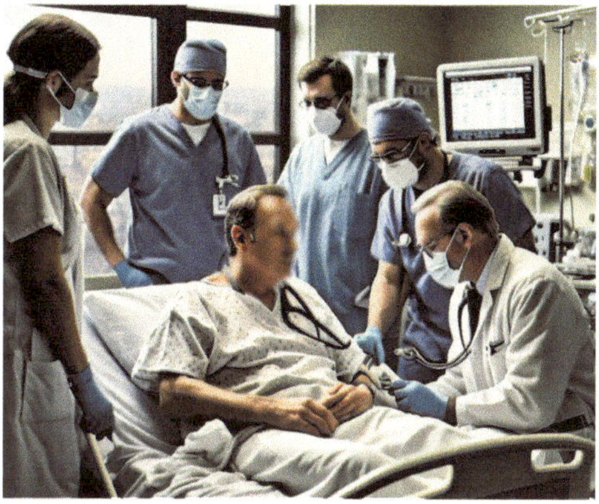

वाRय पर अ"े आसन के शारी रक लाभा को द शत करने वाले अ³ययन।

1.7 नRकष'

अ³याय 1 म कुलो केलेटल वाRय और

सम क याण के एक मह वपूण' नधा'रक के Vप म आसन को समझने का न व रखता है। रीढ़ का शारी रक रचना, खराब आसन के भावा और उ चत संरेखण के लाभा का खोज करके, पाठका को इस बारे म जानकारी मलती है क आसन Kया मायने रखता है और यह दै नक जीवन को कैसे भा वत करता है। अगले अ³याय आसन को बेहतर बनाने के लए ◌ावहा रक रणनी तया और अ?यासा पर गहराई से चचा' करगे, ि◌जससे पाठका को इ तम वाRय और जीवन श N का ओर स Aय कदम

उठाने म मदद मलेगी।

2: रीढ़ का ह ◌ी को समझना

2.1 रीढ़ का ह ◌ी का शारी रक रचना

रीढ़ का ह ◌ी या कशेVका तंभ, एक ज टल संरचना है जो एक लचीले तंभ म 33 कशेVका से बनी होती है। इसे पाँच ◌े7T म वभ◌ा◌िजत कय◌ा गय◌ा है: ◌ीव◌ा (गदन), व ◌ीय (ऊपर◌ी प◌ीठ), क◌ाठ (नचल◌ी प◌ीठ), 7क◌ा◌िR और अनुम◌ि त्रक। येक ◌े7 म अलग- अलग वशेषत◌ाएँ ह◌ोत◌ी ह जो र◌ीढ़ का ह ◌ी के सम क◌ाय' और लच◌ीलेपन म य◌ोगद◌ान करत◌ी ह।

च7ण: रीढ़ का ह ◌ी का शारी रक रचना को

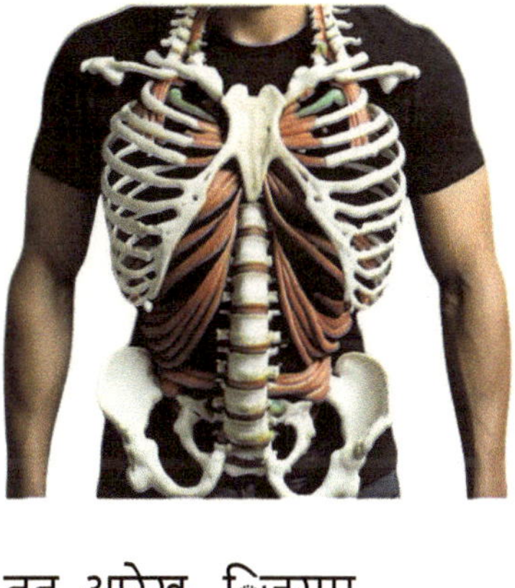

दशा'ने वाला एक व तृत आरेख, ◌िजसम विभ ◌े7T (◌ीवा, व ◌ीय, काठ) और उनका ◌ाकृ तक वAता (◌ीवा और काठ म लॉड सस, व ◌ीय म कफो सस) पर काश डाला गया है।

2.2 रीढ़ का ह ◌ी का काय'

रीढ़ का ह ◌ी कई मह वपूण' काय' करती है:

- *समथम:* यह शर◌ीर क◌ो संरचन◌ा मक सह◌ायत◌ा द◌ान करत◌ी है, ◌िजससे हम स◌ीधे खड़े ह◌ो सकते ह और मु5◌ा बन◌ाए रख सकते ह।
- *सुर ◌ा:* रीढ़ का ह ◌ी रीढ़ का ह ◌ी का र ◌ा करती है, जो तं 7का का एक बंडल है जो मि तRक और शरीर के बाका ह सा के बीच संकेता को सा रत करता है।
- *लचीलापन:* अपनी खं डत संरचना और इंटरवट˘ ल ड क के मा³यम से, रीढ़ का ह ◌ी कई तरह का ग त व धया का अनुम त देती है, जैसे झुकना, मुड़ना और व तार करना।

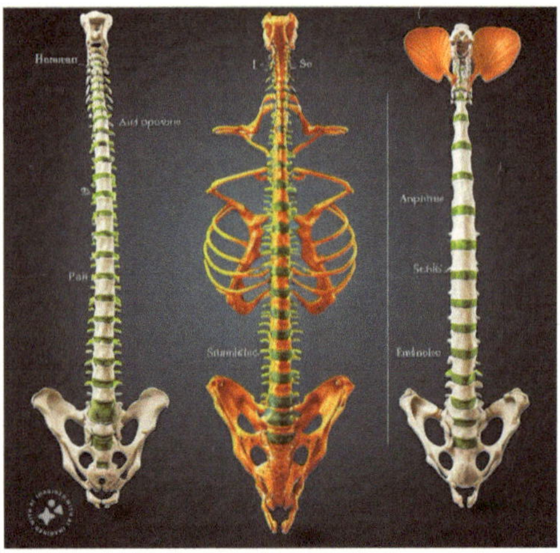

उदाहरण: विभ कशेVका जा तया म रीढ़ का संरचना का तुलना, हरकत और समथ'न के विभ तरीका के लए अनुकूलन को दशा'ती है।

2.3 कशेVक संरचना

येक कशेVका म न न शा मल ह:

- *कशेVक शरीर:* मोटा, बेलनाकार अ भाग जो वजन सहन करता है और आस कशेVका से जुड़ता है।
- *ि नस Aया:* कशेVका चाप से पीछे का ओर फैली 5ई ह ◌ी का ◌ेपण, मांसपे शया और नायुबंधन के लए लगाव ब5 दान करता है।
- *इंटरवट ल ड क:* कशेVका के बीच फाइ ◌ोका टलेज ड क जो शॉक अवशोषक के Vप म काय' करती ह और लचीलेपन का अनुम त देती ह।

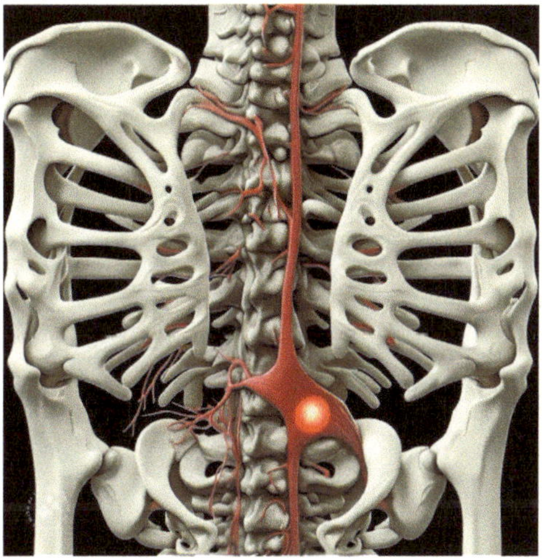

च7ण: कशेVका और इंटरवट ल ड क का A◌ॉस-से नल 5Gय, िजसम शारी रक वशेषताएं और उनके संबंध दखाए गए ह।

2.4 रीढ़ का वAता

रीढ़ का ह ◌ी म चार ◌ाकृ तक वA होते ह जो शरीर के वजन को वत रत करने और संतुलन बनाए रखने म मदद करते ह:

- * ◌ीवा लोड सस:* ◌ीवा रीढ़ (गद'न ◌े7) का अंदर का ओर वAता।

- *थोरै सक कफो सस:* व ◌ीय रीढ़ (ऊपरी पीठ) का बाहर का ओर वAता।

- *ल बर लोड सस:* ल बर ◌ाइन (पीठ के नचले ह से) का अंदर का ओर वAता।

- *सैAल कफो सस:* सैAल ◌ाइन (पे◌ि वक ◌े7) का बाहर का ओर वAता।

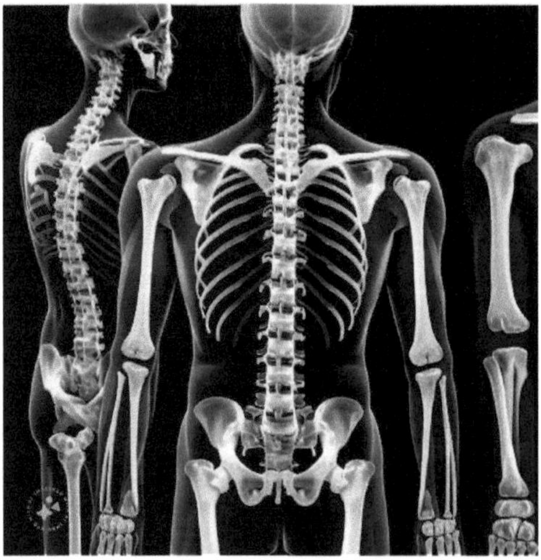

उदाहरण: रे डयो ◌ा फक छ वयां (एKस-रे)

जो सामा य रीढ़ का ह ी का वAता और िभ ता को द शत करती ह जो आसन संबंधी आदता या च क सा िR तया के कारण हो सकती ह।

2.5 ाइनल मूवमट का बायोमैके नKस

रीढ़ का ह ी का मूवम ट का बायोमैके नKस को समझने म शा मल है:

- *Rलेकसन:* रीढ़ का ह ी का आगे का ओर झुकना।

- *एKसट शन:* रीढ़ का ह ी का पीछे का ओर झुकना।

- *लेटरल Rलेकसन:* रीढ़ का ह ी का साइड झुकना।
- *रोटेशन:* रीढ़ का ह ी का घुमावदार हरकत।

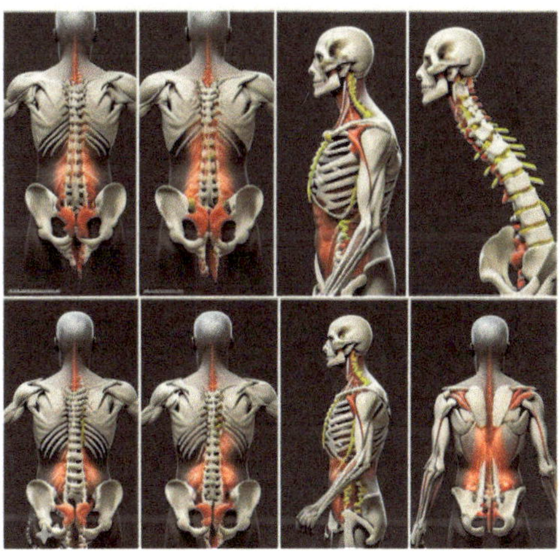

च7ण: अनुA मक च7 जो रीढ़ का ह ी का हरकता (Rलेकसन, एKसट शन,

लेटरल Rलेकसन, रोटेशन) का बायोमैके नKस को
दखाते ह , ◌िजसम तीर दशा और ग त का सीमा को दशा'ते ह।

2.6 नैदा नक वचार

स◌ाम◌ा य र◌ीढ़ का ह ◌ी के वक◌ारा म श◌ा मल ह:

- *ह नयेटेड ड क:* इंटरवट˘ ल ड क साम ◌ी का उभार जो रीढ़ का ह ◌ी का नसा को दबा सकता है, ◌िजससे दद' और कमज़ोरी हो सकती है।

- * T डलो लR◌ी सस:* एक कशेVका का 5सरे कशेVका के ऊपर आगे का ओर
वR◌ापन, जो अKसर पीठ के नचले ह से म दद' और अिRरता का कारण बनता है।

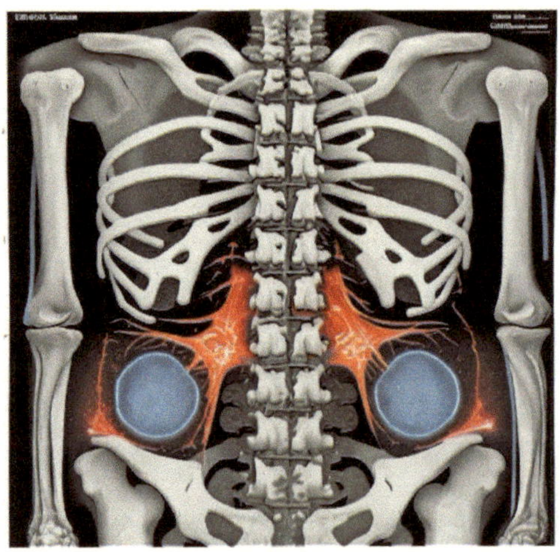

- * ◌ाइनल टेनो सस:* ◌ाइनल कैनाल का
सकुड़ना, ◌िजससे ◌ाइनल कॉड' और तं 7का का संपीड़न होता

है।

उदाहरण: डाय नोि टक इमे जग (एमआरआई या सीट कैन) जो रीढ़ का रोग संबंधी िR तया और आसपास का संरचना पर उनके भाव को दशा'ता है।

2.7 नRकष'

अ³याय 2 म रीढ़ का शारी रक रचना, काय', वAता, बायोमैके नKस और सामा य नैदा नक वचारा का ापक अ वेषण दान
कया गया है। रीढ़ का ज टल बारी कया को

समझने से, पाठका को उ चत मु5ा और रीढ़ का ह ी के वाRय को बनाए रखने के मह व का सराहना करने के लए आवGयक मूलभूत
ान ा त होता है। अगले अ³याय इस समझ पर नमा'ण कर गे, मु5ा म सुधार और रीढ़ का ह ी के वकारा को रोकने के लए
ावहा रक रणनी तयाँ पेश करगे।

3: बठने का एग नॉ मKस

3.1 एग नॉ मKस का प रचय

एग नॉ मKस मानव शरीर का मता और सीमा के अनुVप उपकरण और काय'R◌ाना को डजाइन करने का अ³ययन है। बैठने के संदभ' म , एग नॉ मक स5◌ा◌ंता का उ5◌ेGय आराम, उ पादकता को अनुकू लत करना और सबसे मह वपूण' Vप से म कुलो केलेटल वकारा को रोकना है।

3.2 एग नॉ मक बैठने के घटक

एग नॉ मक बैठने को ◌ा त करने म कई

मुख घटक शा मल ह:

- *कुसा:* एक उ चत Vप से डज़ाइन का गई कुसा रीढ़ का ह ◌ी के ◌ाकृ तक वAT,

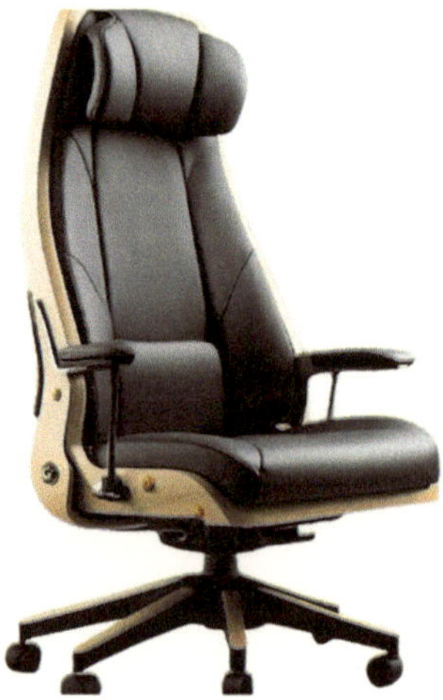

वशेष Vप से काठ के वA को सहारा देती है। यह ऊंचाई, सीट का गहराई और बैकरे ट झुकाव म समायो य होनी चा हए।

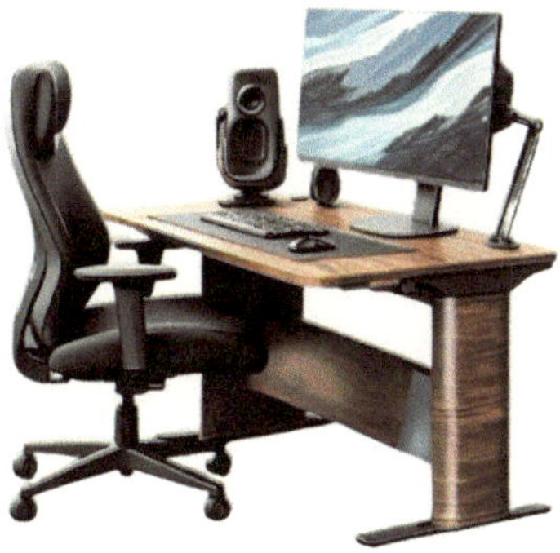

उदाहरण: काठ का समथ'न, सीट का ऊंचाई और आम'रे ट जैसी समायो य वशेषता को उजागर करने वाली एग नॉ मक कुसा का

चत्रण।

- *मॉनीटर:* गद'न पर दबाव कम करने के
लए मॉ नटर ATन का शीष' आंखा के तर पर या थोड़ा नीचे होना चा हए। इसे उपयोगकता' के ठ क सामने, लगभग एक

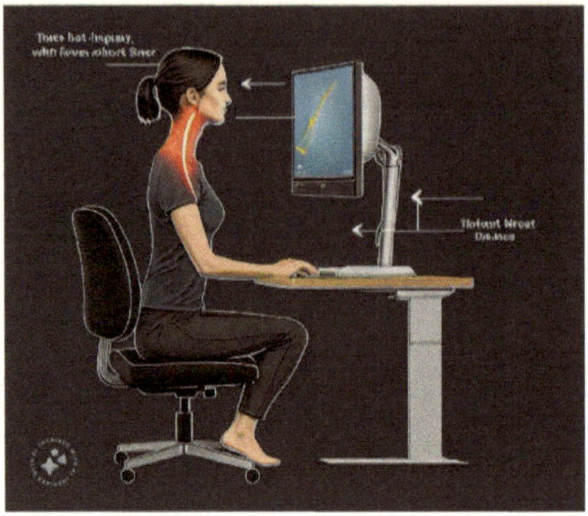

हाथ का 5री पर रखा जाना चा हए।

उदाहरण: तटR गद'न मु5ा को बढ़ावा देने के
 लए सही मॉ नटर िR त दखाने वाला आरेख।

3.3 अपने काय'Rल को समायोिजत करना

एग नो मक बैठने के लए अपने काय'Rल को समायोिजत करने के चरण:

- *कुसा समायोजन:* कुसा का ऊंचाई इस तरह सेट कर क पैर फश' पर या फुटरे ट पर सपाट हा, जांघ फश' के समानांतर हा और

घुटने 90 से 120 ड ी के कोण पर हा।

- *डे क सेटअप:* टाइप करते समय कलाई सीधी रहे और कोहनी शरीर के करीब रहे, यह सु नि त करने के लए डे क का ऊंचाई समायोिजत कर।

- *मॉनीटर का िR त:* चमक और त बब को कम करने के लए मॉ नटर

को िR त म रख , और आरामदायक 5Gय के लए चमक और कं ा ट को समायोिजत कर।
उदाहरण: काय'Rल सेटअप का पहले और बाद का छ वयाँ, बेहतर मु5ा और आराम के
 लए एग नो मक समायोजन का दश'न करती ह

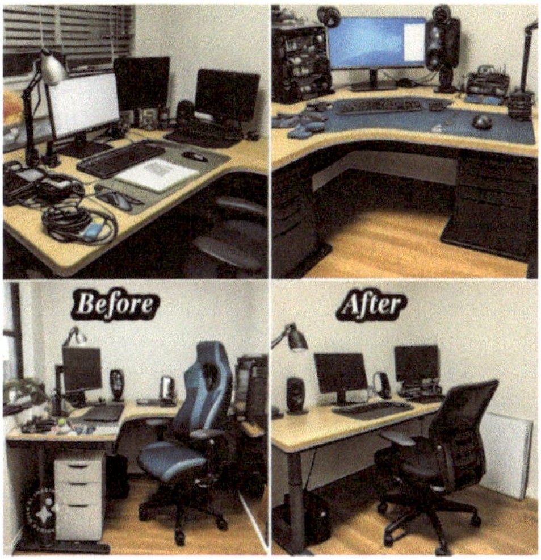

3.4 ेक और मूवमट का मह व

लंबे समय तक बैठे रहने से मांसपे शया म

अकड़न और रN संचार कम हो सकता है।
ेक लेना और पूरे दन म मूवम ट को शा मल करना मह वपूण' है:

- *माइAो ेक:* मांसपे शया के तनाव को 5र करने के लए हर 30 मनट म खड़े हा, ेच कर और पोजीशन बदल।

- *मूवम ट:* रN संचार को बेहतर बनाने और थकान को कम करने के लए लंबे

ेक के दौरान चलने या ेचग जैसी ह का शारी रक ग त व ध कर।

उदाहरण: लंबे समय तक बैठने से ेक के दौरान तनाव को 5र करने और रN संचार को

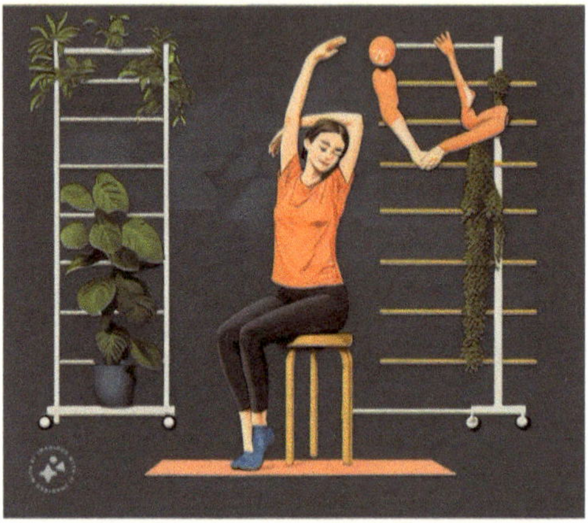

बढ़ावा देने के लए अनुशं सत ेच और मूवमट का च7ण।

3.5 आसन सहायक उपकरण और सहायक उपकरण

विभ सहायक उपकरण और सहायक उपकरण एग नो मक बैठने को बेहतर बना सकते ह:

- *काठ का सहारा:* नचली रीढ़ का ाकृ तक वAता को बनाए रखने के लए कुशन या समायो य काठ का सहारा का उपयोग कर।

- *पाद:* य द पैर आराम से फश' तक नह प5ँच पाते ह , तो उ ह फुटरे ट पर रख , इससे वजन का समान वतरण होगा।

उदाहरण: छ व म विभ एग नो मक सहायक उपकरण जैसे काठ का सहारा और

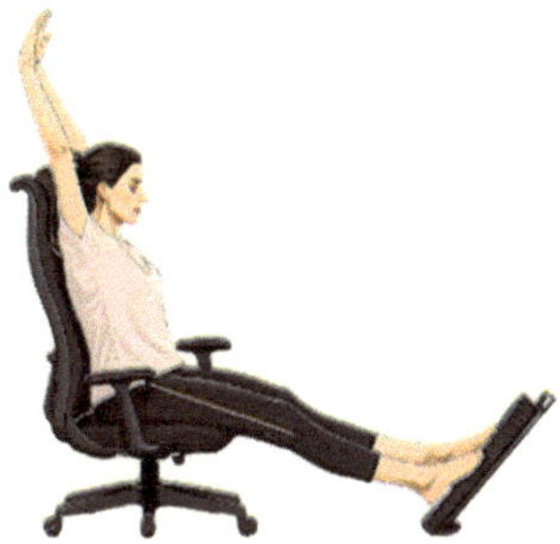

फुटरे ट दखाए गए ह, साथ ही उनके लाभ और उपयोग को समझाने वाले एनोटेशन भी
दए गए ह।

3.6 काया'लय से परे एग नॉ मKस

एग नो मक स5ाता को काया'लय से परे अ य बैठने के वातावरण जैसे घर के

काय'Rला, क ा और वाहना तक लागू
कया जाता है:

- *घर के काय'Rल:* आसन समथ'न म
िRरता बनाए रखने के लए घर के डे क और कु सया पर समान एग नो मक समायोजन लागू कर।

- *क ाएँ:* ा यान और अ³ययन स7T के दौरान वR बैठने का आदता को बढ़ावा देने के लए छा7T और श का को एग नो मक स5ाĺता के बारे म शि त कर।

- *वाहन:* उ चत मु5ा का समथ'न करने और 5ाइ वग के दौरान असु वधा को कम करने के

लए कार का सीटा और दप'णा को समायोिजत कर।

उदाहरण: विभ बैठने के वातावरण म

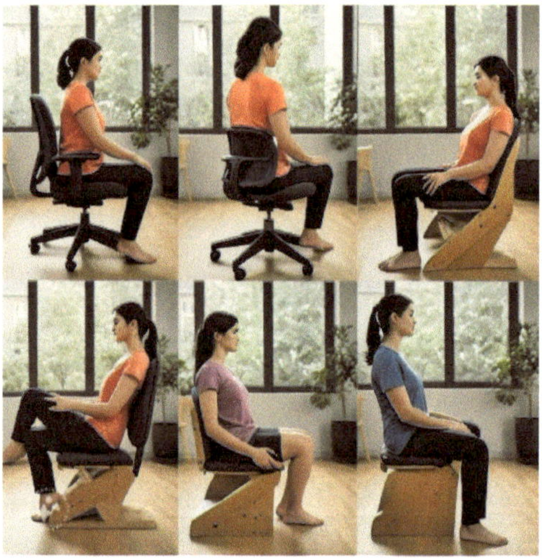

एग नो मक सेटअप का तुलना मक छ वयाँ, मु5ा समथ'न म अनुकूलनशीलता और िRरता पर जोर देती ह।

3.7 नRकष'

अ^{3}याय 3 म बैठने के वातावरण पर लागू एग नॉ मKस के स5◌ा◌ंता का खोज का गई है,
ि◌जसम इ तम मु5◌ा का समथ'न करने और म कुलो केलेटल वकारा को रोकने के लए उ चत कुसा, डे क और मॉ नटर सेटअप के मह व पर जोर दया गया है। एग नो मक समायोजन को लागू करने और आंदोलन ◌ेक को शा मल करके, N विभ बैठने के संदभfi म आराम, उ पादकता और

द घक◌ा लक र◌ीढ़ का ह ◌ी के व◌ाIRय क◌ो बढ़◌ा सकते ह। अगले अ^{3}य◌ाय मु5◌ा और व◌ाIRय क◌ो और बेहतर बन◌ाने के लए व श अ?य◌ासा और रणन◌ी तया पर गहर◌ाई से चच◌ाकरगे।

4: अ" मु5ा बनाए रखने का तकनीक

4.1 प रचय

अ" मु5ा बनाए रखने के लए जागVकता, अ?यास और कभी-कभी सुधारा मक उपाया का आवGयकता होती है। यह अ³याय दै नक ग त व धया के दौरान उ चत मु5ा को सुधारने और बनाए रखने के लए डज़ाइन का गई ावहा रक तकनीका और अ?यासा का खोज करता है।

4.2 आसन जागVकता

आसन के बारे म जागVकता सुधार का दशा म पहला कदम है। तकनीका म शा मल ह:

- *दप'ण जाँच:* मु5ा संरेखण का आकलन और सुधार करने के लए दप'ण का उपयोग कर।

- *शरीर कैन:* नय मत Vप से सर से पैर तक शरीर के संरेखण का जाँच कर , इ तम मु5ा से कसी भी वचलन को नोट कर।

उदाहरण: आरेख िजसम एक N को अपनी मु5ा संरेखण का जाँच करने के लए दप'ण का उपयोग करते 5ए दखाया गया है,
िजसम मु य जाँच ब5 (कान, कंधे,

कू हे) को हाइलाइट करने वाले एनोटेशन ह।

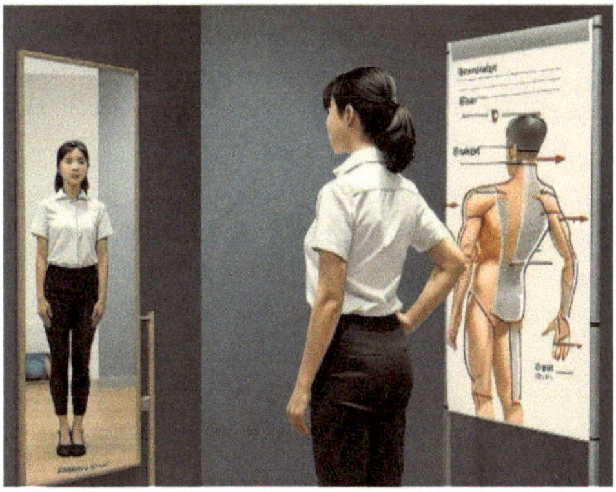

4.3 सुधारा मक ायाम

अ" मु5ा का समथ'न करने वाली मांसपे शया को लि त करने वाले ायाम,
िजनम शा मल ह:

- *कोर सु5ढ़ करण:* पेट का मांसपे शया को मजबूत करने के लए ल क ायाम, जो रीढ़ को सहारा देते ह।

- *पीठ को मजबूत बनाना:* सुपरमैन ायाम पीठ का मांसपे शया को मजबूत बनाता है, रीढ़ का ह ी का िRरता को बढ़ावा देता है।

- * ेचग:* छाती को आगे का ओर झुकाने वाले कंधे का मु5ा का मुकाबला करने के
लए ेच करता है।

उदाहरण: कोर को मजबूत बनाने वाले ायाम (लक) को द शत करने वाली

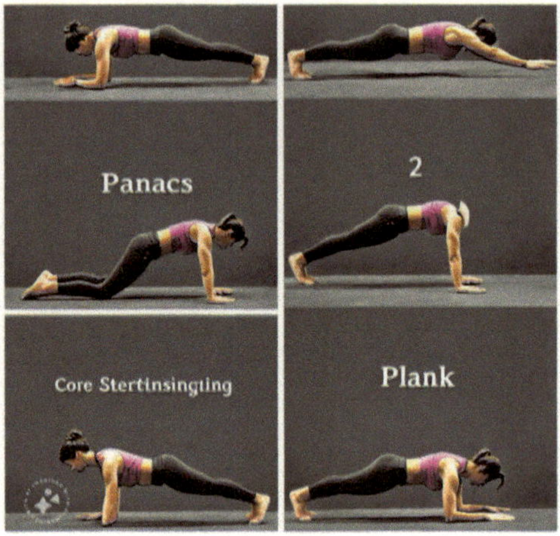

अनुA मक छ वयाँ, उ चत Vप और संरेखण पर नद`शा के साथ।

4.4 एग नो मक ट स

दै नक दनचया' म एग नो मक स5◌ा◌ंता को शा मल कर:

- *काय'Rल सेटअप:* अ3याय 3 म चचा' के अनुसार उ चत डे क, कुसा और मॉ नटर एग नॉ मKस बनाए रख।

- *अKसर ◌ेक:* पूरे दन मु5◌ा क◌ो ◌ेच करने और सम◌ाय◌ो◌िजत करने के लए म◌ाइA◌ो ◌ेक ल।
उदाहरण: काम पर अ" मु5◌ा बनाए रखने
के लए एग नो मक यु Nया को सारां शत करने वाला इ फो ◌ा फ़क, ◌िजसम कुसा समायोजन और अनुशं सत ◌ेक अंतराल शा मल ह।

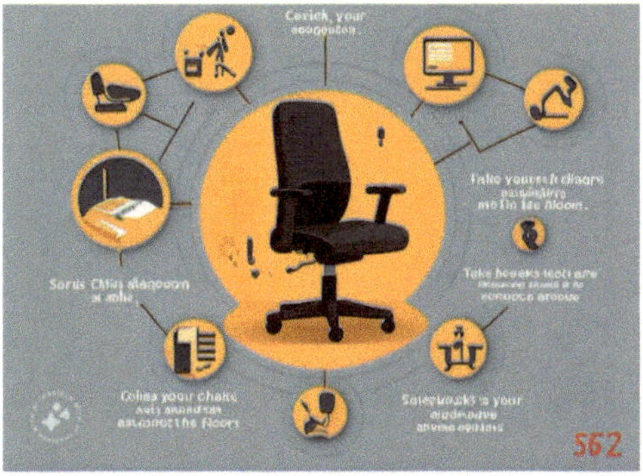

4.5 माइंडफुलनेस और मु5◌ा

माइंडफुलनेस तकनीक मु5◌ा जागVकता को बढ़ा सकती है:

- *बॉडी कैन मे डटेशन:* मु5◌ा को भा वत करने वाले तनाव को पहचानने और छोड़ने के

लए शरीर का संवेदना पर ³यान क 5त कर।

- *सांस जागVकता:* आराम से ले कन सम थत मु5◌ा बनाए रखने के लए सांस को

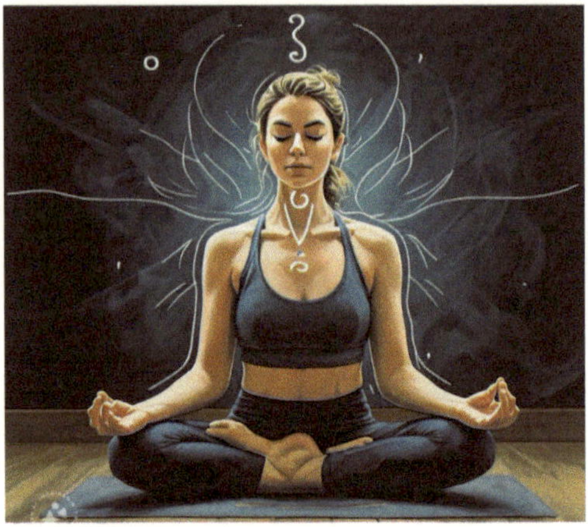

एक संकेत के Vप म उपयोग कर।

उदाहरण: मु5ा जागVकता और ास नयं7ण पर जोर देते 5ए माइंडफुलनेस मे डटेशन का अ?यास करने वाले N को दखाने वाला च7ण।

4.6 मु5ा सुधार उपकरण

उपकरण मु5ा को बनाए रखने या सुधारने म सहायता कर सकते ह:

- *मु5ा सुधारक ेसेस:* उ चत संरेखण को ो सा हत करने के लए बाहरी सहायता दान करते ह।

- *मु5ा अनु मारक ऐप:* पूरे दन मु5ा जांच के लए अलट' भेजने के लए माट'फोन ऐप का उपयोग कर।

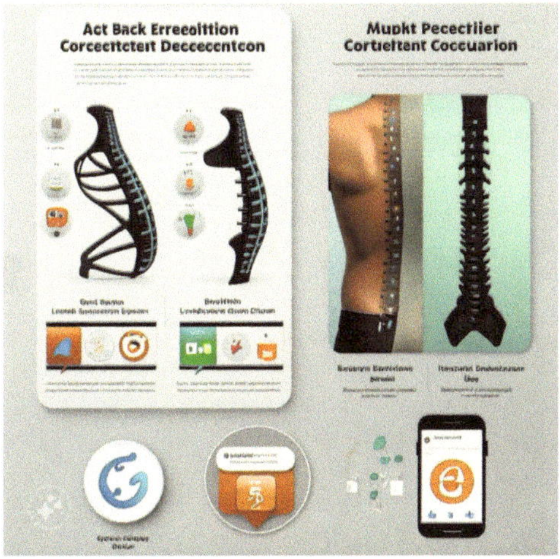

उदाहरण: विभ   कार के मु5ा सुधार

उपकरणा और ऐप को द शत करने वाली छ व, उनका काय' मता   और लाभा के
 ववरण के साथ।

4.7 दै नक जीवन म मु5ा को एका कृत करना

 विभ   ग त व धया म मु5ा   स5ा ंता को शा मल कर:

- *खड़े होने का मु5ा:* खड़े होने पर संरेखण बनाए रख, दोना पैरा पर समान Vप से वजन
 वत रत कर।
- *चलने का मु5ा:* रीढ़ का ह ी के संरेखण का समथ'न करने के लए चलते समय कोर

का मांसपे शया को स Aय कर और कंधा को आराम द।

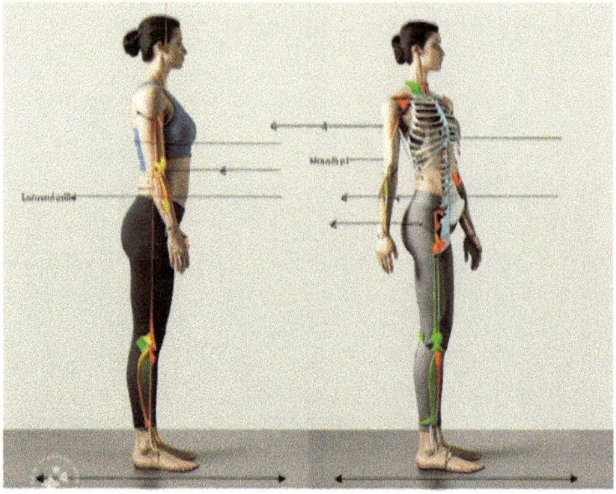

उदाहरण: सही बनाम गलत खड़े होने और चलने का मु5ा का तुलना मक छ वयाँ, मु य संरेखण स5ांता को उजागर करने वाले एनोटेशन के साथ।

4.8 नRकष'

अ³याय 4 म जागVकता, ायाम, एग नो मक समायोजन, माइंडफुलनेस अ?यास और सहायक उपकरणा के मा³यम से अ" मु5ा बनाए रखने का तकनीका का
ापक खोज का गई है। इन रणनी तया को दै नक दनचया' म एका कृत करके, N रीढ़ का ह ी के संरेखण म सुधार कर सकते ह , म कुलो केलेटल तनाव को कम कर सकते ह और सम क याण को बढ़ा सकते ह । बाद के अ³याय इन न वा पर नमा'ण करगे,
व श सेट स और ग त व धया म मु5ा
स5ांता को लागू करने पर आगे माग'दश'न
दान करगे।

5: उ चत मु5◌ा के लाभ

5.1 प रचय

उ चत मु5◌ा न केवल शारी रक वाRय को भा वत करती है, बि क मान सक और भावना मक क याण म भी मह वपूण' भू मका नभाती है। यह अ³याय वै ◌ा नक माणा और ◌ावहा रक उदाहरणा @◌ारा सम थत, अ" मु5◌ा बनाए रखने के ◌ापक लाभा का खोज करता है।

5.2 शारी रक लाभ

अ" मु5◌ा बनाए रखने से विभ शारी रक

लाभ होते ह:

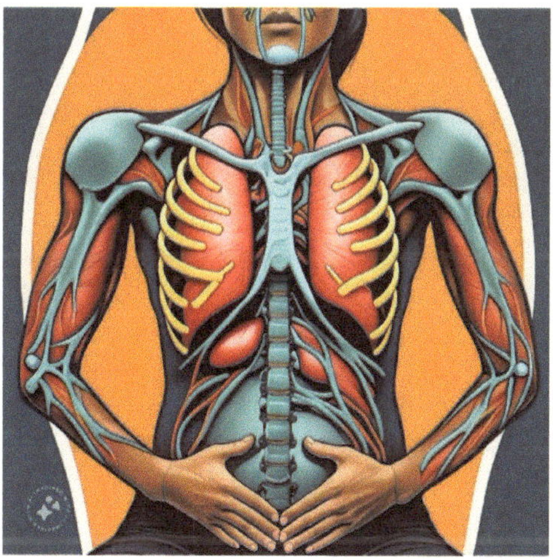

- *बेहतर ◌ास:* रीढ़ का ह ◌ी का उ चत संरेखण फेफड़ा को पूरी तरह

से फैलने देता

है, ि◌जससे ऑKसीजन का सेवन और सन द ता बढ़ती है।

उदाहरण: इ तम रीढ़ का ह ◌ी के संरेखण @◌ारा सुगम डायाffi◌ा मक ◌ास को दशा'ने वाला च7ण, फेफड़ा का मता और ऑKसीजनेशन म सुधार करता है।

- *बढ़ा 5आ प रसंचरण:* अ" मु5◌ा पूरे शरीर म बेहतर रN वाह को बढ़ावा देती है,
ि◌जससे शरापरक ठहराव और संबं धत 5दय संबंधी सम या   का जोि◌खम कम होता है।

उदाहरण: उ चत मु5◌ा @◌ारा सुगम रN प रसंचरण को दशा'ने वाला आरेख, ि◌जसम

5दय से प रधीय ऊतका तक वाह पैटन' को दशा'ने वाले तीर ह।

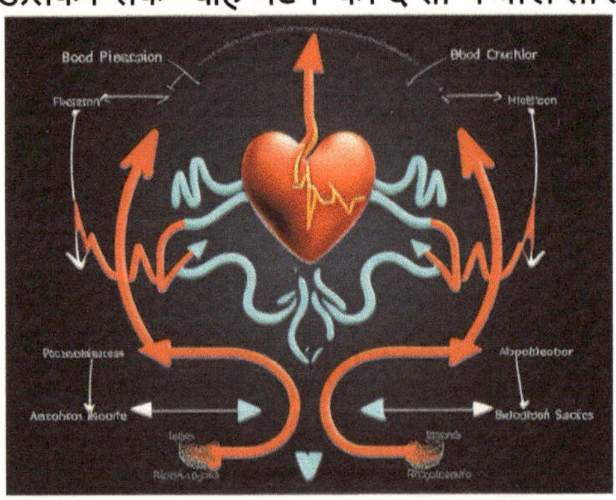

5.3 म कुलो केलेटल लाभ

अ" मु5ा म कुलो केलेटल वाRय को
न न तरीका से सहारा देती है:

- *मांसपे शया के तनाव को कम करना:* उ चत संरेखण मांसपे शया पर तनाव को कम करता है, खासकर गद'न, कंधा और पीठ के
नचले ह से म।

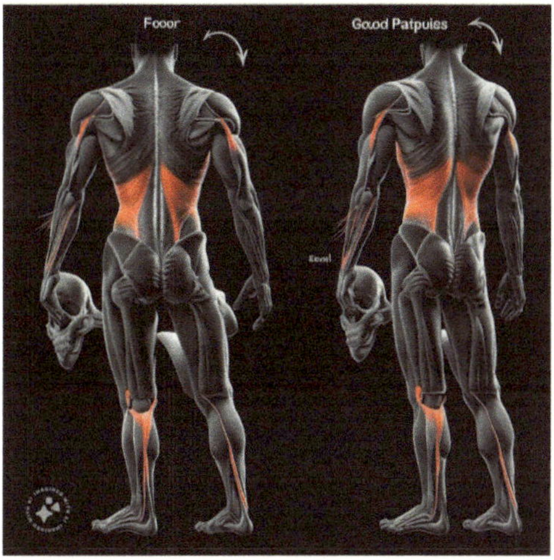

उदाहरण: खराब बनाम अ" मु5ा म मांसपे शया के तनाव पैटन' को दशा'ती छ व, तनाव और राहत के े7T को उजागर करती है।
- *जोड़ा का श थलता को रोकना:* सही

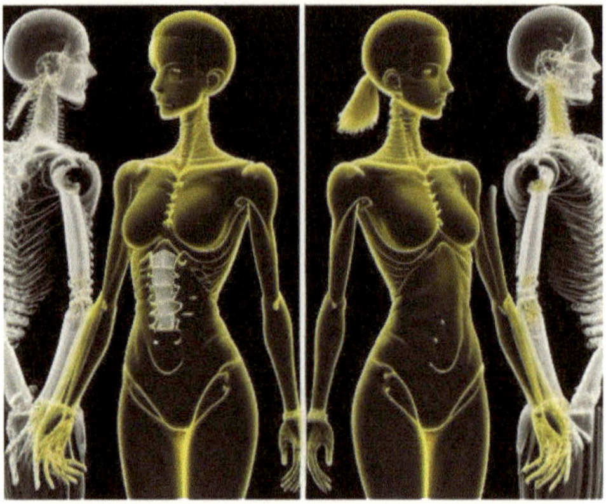

संरेखण जोड़ा पर घसाव को कम करता है,

ऑि टयोआथ'राइ टस और अ य संयुN
वकारा के जोि◌खम को कम करता है।

उदाहरण: अ" बनाम खराब मु5◌ा वाले
Nया म संयुN संरेखण और अखंडता का रे डयो ◌ा फक तुलना।

5.4 मनोवै ◌ा नक लाभ

मु5◌ा मनोवै ◌ा नक क याण को न न तरीका से भा वत करती है:

- *आ म व ◌ास म वृि◌5:* खड़े होने या बैठने से सामाि◌जक और ◌ावसा यक बातचीत म आ म व ◌ास और 5ढ़ता का भावना को

बढ़ावा मलता है।

उदाहरण: आ म व ◌ासपूण' मु5◌ा से जुड़े शारी रक हाव-भाव के संकेता को दशा'ने वाला च7ण, जैसे क खुली छाती और सीधी रीढ़।

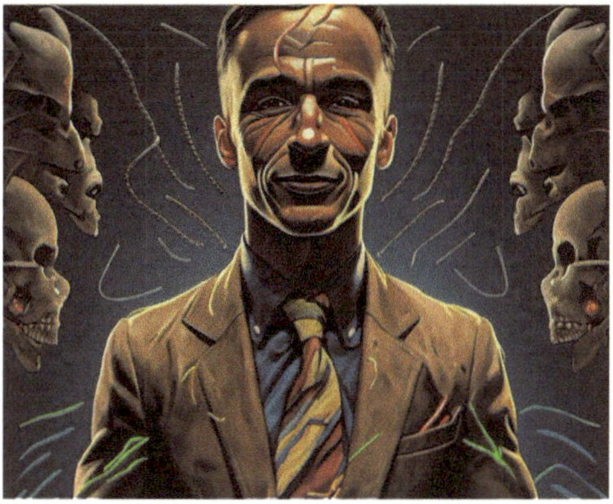

- *तनाव और चता म कमी:* अ“ मु5◌ा मांसपे शया के तनाव को कम करके और आराम से सांस लेने के पैटन' को सु वधाजनक बनाकर तनाव को कम कर सकती है।

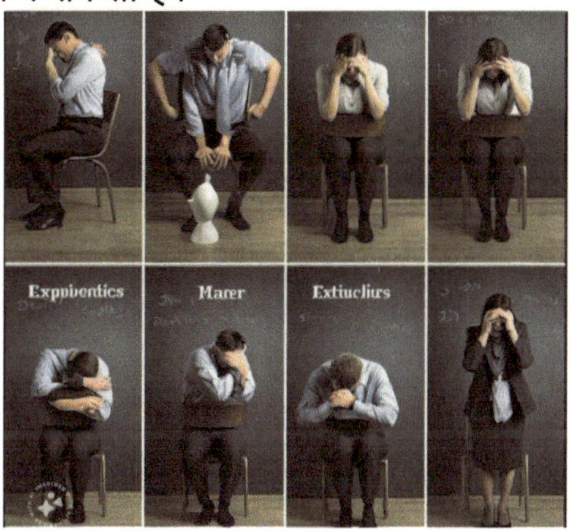

उदाहरण: अलग-अलग आसन संबंधी आदता वाले Nया म तनाव संकेतका (मांसपे शया म तनाव, चेहरे के भाव) का तुलना मक छ वयाँ।

5.5 सं ◌ाना मक लाभ

उ चत मु5◌ा सं ◌ाना मक काय' को बढ़ाती है:

- *एका ता म सुधार:* इ तम रीढ़ का ह ◌ी का संरेखण मान सक ती णता का आवGयकता वाले कायfi के दौरान ³यान और एका ता का समथ'न करता है।

उदाहरण: अलग-अलग आसन संबंधी

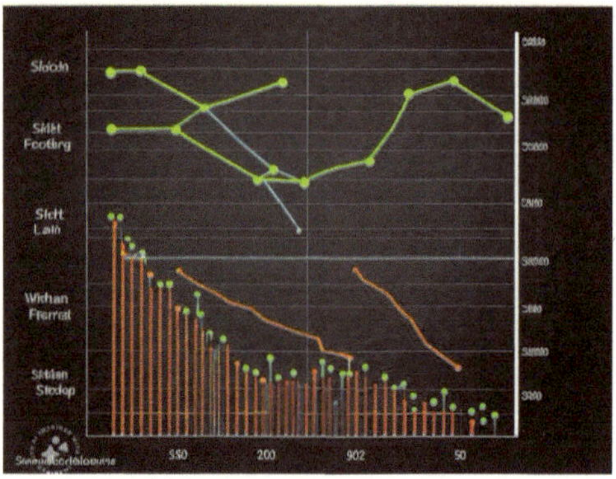

आदता वाले Nया म सं ◌ाना मक काय'
दश'न मी क दखाने वाला ◌ाफ़, अ" मु5◌ा के साथ बढ़ 5ई एका ता को दशा'ता है।

- *मनोदशा म सुधार:* सही मु5◌ा
यूरो ◌ा◌ंसमीटर के तर को सकारा मक Vप से भा वत कर सकती है, ◌िजससे अ धक

संतु लत मनोदशा और भावना मक लचीलापन को बढ़ावा मलता है।

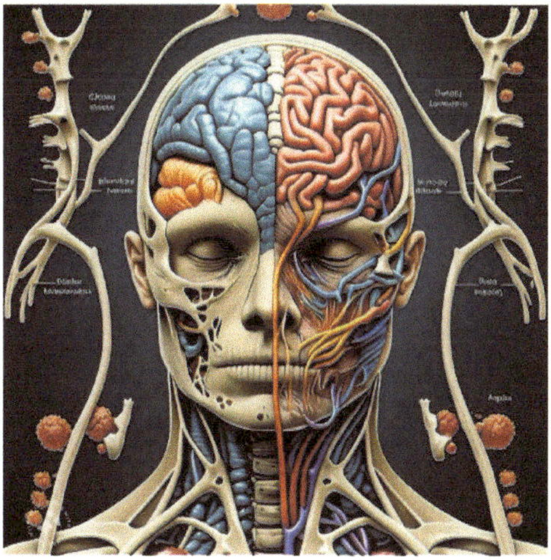

उदाहरण: आसन से भा वत यूरोके मकल

माग', रीढ़ का ह ◌ी के संरेखण और भावना मक व नयमन के बीच संबंधा को दशा'ते ह।

5.6 सामा◌िजक और ◌ावसा यक लाभ

भावी मु5◌ा सामा◌िजक और ◌ावसा यक संदभfi म सफलता म योगदान देती है:

- * ◌ावसा यकता का ◌ेपण:* अ" मु5◌ा ◌ावसा यकता और मता को N करती है, जो पहले छापा और पार रक संबंधा को भा वत करती है।

उदाहरण: ◌ावसा यक से टग म अलग-

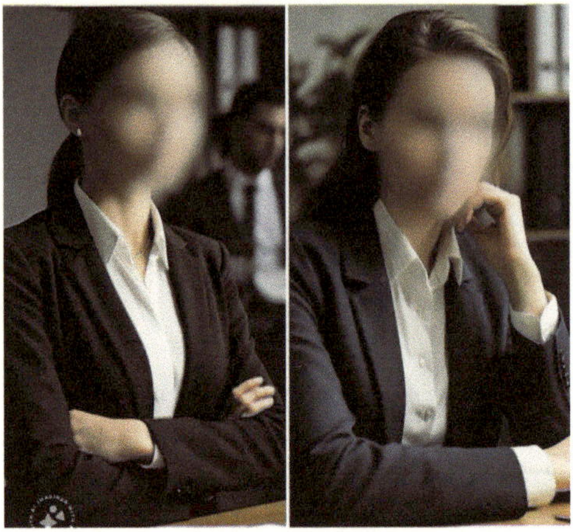

अलग मु5ा वाले Nया का तुलना मक छ वयाँ, आ म व ास और मता का धारणा को उजागर करती ह।

- *संचार म सुधार:* उ चत शारी रक संरेखण

और भावी मौ िखक और अशा ि ēदक संचार का समथ'न करता है।

उदाहरण: भावी संचार से जुड़े शारी रक भाषा संकेता को दशा'ने वाला आरेख, जो

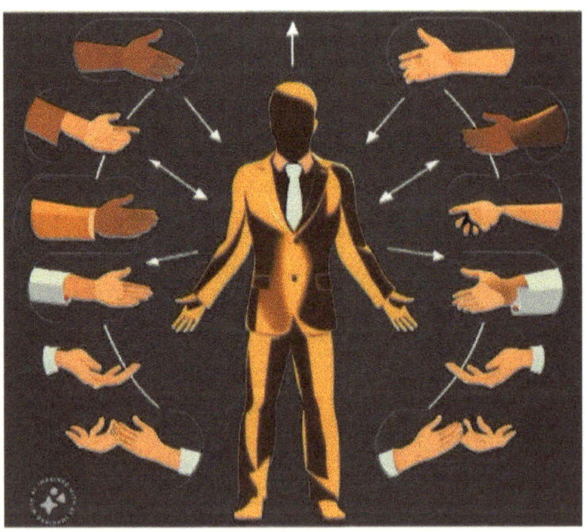

सीधे मु5ा और खुले हाव-भाव @ारा सुगम बनाया गया है।

5.7 नRकष'

अ³याय 5 ने शारीरक, म कुलो केलेटल, मनोवै ा नक, सं ाना मक और सामा िजक आयामा को शा मल करते 5ए **अ"** मु5ा बनाए रखने के ब5मुखी लाभा पर काश डाला है। इन लाभा और उनके वै ा नक आधारा को समझकर, N सम वाRय और क याण पर मु5ा के गहन भाव का सराहना कर सकते ह। आगामी अ³याया म
विभ जीवन संदभfi म इ तम मु5ा
वक सत करने और उसे बनाए रखने के लए

ावहा रक रणनी तया पर गहन चचा' का जाएगी, तथा पाठका को द घ'का लक
वाRय लाभ के लए मु5ा स5ां ता को अपनी दै नक दनचया' म शा मल करने के
लए सशN बनाया जाएगा।

6: मु5◌ा और मान सक वाRय

6.1 प रचय*

मान सक वाRय म मु5◌ा मह वपूण' भू मका
 नभाती है, जो मूड, तनाव के तर और सम मनोवै ◌ा नक वाRय को भा वत करती है। यह   अ³याय   वै ◌ा नक   अनुसंधान   और
 ◌ावहा रक अंत5' @◌ारा सम थत मु5◌ा और मान सक वाRय के बीच ज टल संबंधा का खोज करता है।

6.2 मु5◌ा का मूड पर भाव

मु5◌ा मूड को इस कार भा वत करती है:

- *बायोफा डबैक तं7:* शरीर का मु5◌ा को टसोल और टे टो टेरोन जैसे हाम न के
 तर को भा वत कर सकती है, जो मूड

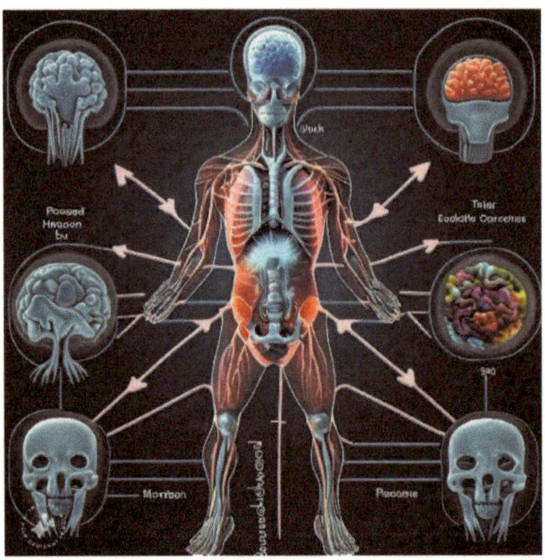

व नयमन को भा वत करते ह।

उदाहरण: मु5ा को हाम न Tाव और मूड व नयमन से जोड़ने वाले यूरोएंडोAाइन मागfi को दशा'ने वाला आरेख।

- *भावना मक अभ N:* मु5ा चेहरे के भाव और शरीर का भाषा को भा वत करती

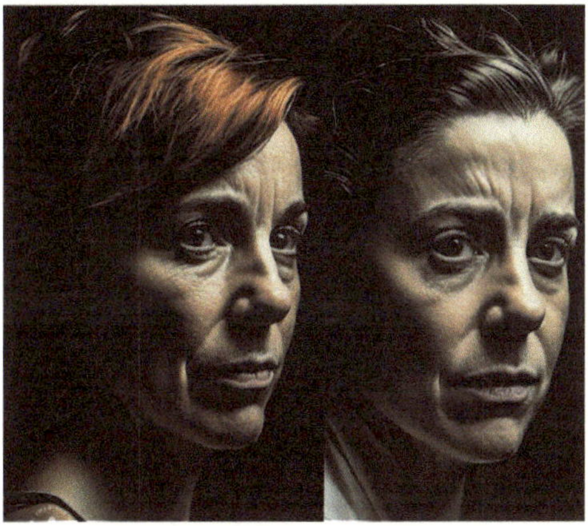

है, जो भावना मक िR त और धारणा को भा वत कर सकती है।

उदाहरण: विभ आसन िR तया से जुड़े चेहरे के भावा को दखाने वाली तुलना मक छ वयाँ, जो आ म व ास बनाम असुर ा जैसी भावना को दशा'ती ह।

6.3 मु5ा के मा³यम से तनाव म कमी

अ" मु5ा तनाव को कम कर सकती है:

- *मांसपे शया म आराम:* उ चत संरेखण मांसपे शया के तनाव को कम करता है,

वशेष Vप से गदन और कंधा म, ◌िजससे तन◌ाव का श◌ार◌ीरक अ◌िभ Nय◌ा◌ँ कम ह◌ोत◌ी ह।

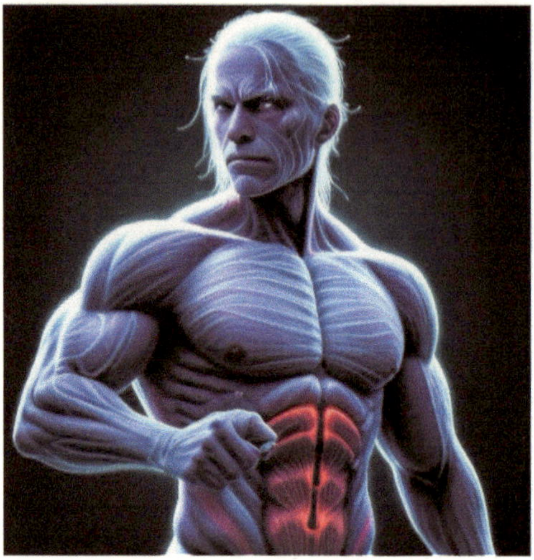

उदाहरण: तनाव का ◌िR त म अ"◌े बनाम खराब मु5◌ा वाले Nया म मांसपेशया के तनाव पैटन' को दशा'ने वाला च7ण।

- * सन संबंधी लाभ:* इ तम रीढ़ का ह ◌ी का संरेखण गहरी, अ धक आराम से साँस लेने का सुवधा दान करता है, जो तं 7का तं7 को शांत करने और तनाव के तर को कम करने म मदद करता है।

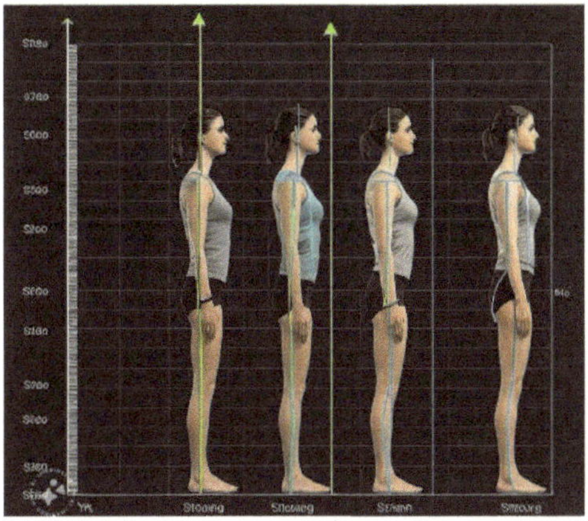

उदाहरण: अलग-अलग मु5◌ा संबंधी आदता वाले Nया म तनाव-उ ◌ेरण कायfi के दौरान सन मापदंडा (सांस का दर, गहराई) को दशा'ने वाला ◌ाफ़।

6.4 मु5◌ा और सं ◌ाना मक काय'

मु5◌ा सं ◌ाना मक काय' को इस कार भा वत करती है:

- *फोकस को बढ़ाना:* अ" मु5◌ा सतक' ता और एका ता का समथ'न करती है, ³यान और सम या-समाधान का आवGयकता वाले कायfi के दौरान सं ◌ाना मक दश'न को अनुकू लत करती है।

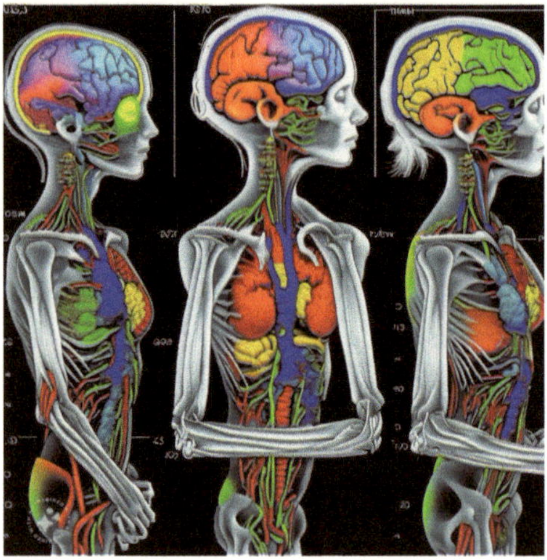

उदाहरण: सं ाना मक कायfi के दौरान अलग-अलग मु5ा संबंधी आदता वाले
Nया म मि तRक ग त व ध पैटन' दखाने वाले यूरोइमे जग अ³ययन।

- *मान सक थकान को कम करना:* रीढ़ का ह ी का उ चत संरेखण गद'न और पीठ का मांसपे शया पर तनाव को कम करता है,
िजससे मान सक ऊजा' और द ता को बढ़ावा मलता है।

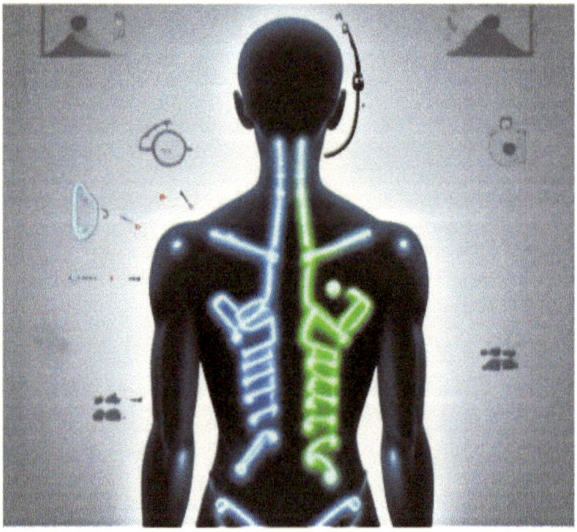

उदाहरण: लंबे समय तक काम करने के दौरान अ" मु5ा बनाए रखने वाले Nया बनाम खराब मु5ा वाले Nया म सं ाना मक दश'न मी क (त Aया समय, सट कता)।

6.5 मु5ा और आ म-धारणा

मु5ा आ म-धारणा और आ म व ास को इस कार भा वत करती है:

- *शरीर का छ व:* सीधी मु5ा शरीर का छ व धारणा को बढ़ाती है, िजससे सकारा मक आ म-अवधारणा और आ म-स मान म योगदान मलता है।

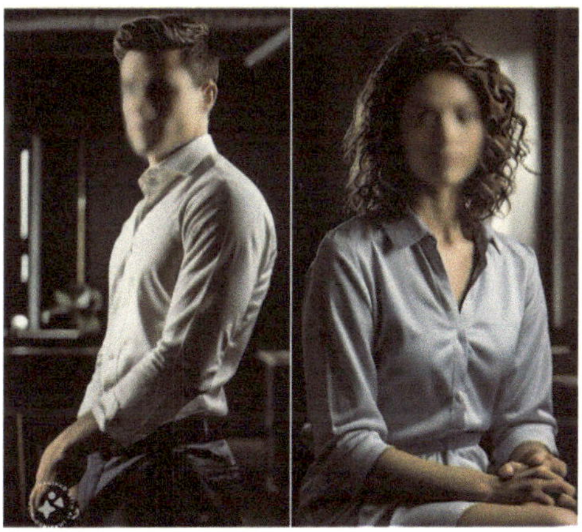

उदाहरण: अलग-अलग मु5ा वाले Nया का तुलना मक छ वयाँ, आ म- धारणा और शरीर का संतु का आकलन।

- *सामािजक संपक' :* आ म व ास से भरी

मु5ा मुखरता और सामािजक उपिR त को बेहतर बनाती है, िजससे बातचीत और पार   रक संबंध भा वत होते ह।

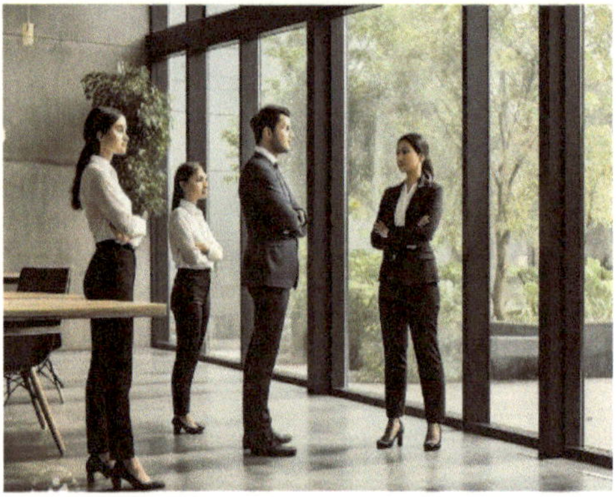

दाहरण: सामािजक संपकfi के वहार संबंधी अवलोकन, मु5ा को क थत

आ म व ास और सामािजक मता से सहसंबं धत करना।

6.6 माइंडफुलनेस और मु5ा जागVकता

माइंडफुलनेस अ?यास मु5ा के बारे म जागVकता को बढ़ावा देते ह, मान सक
 वाRय को बढ़ाते ह:

- *शरीर जागVकता:* माइंडफुलनेस मे डटेशन शारी रक संवेदना और मु5ा संरेखण के त संवेदनशीलता वक सत करता है।

उदाहरण: मु5ा जागVकता और व ाम

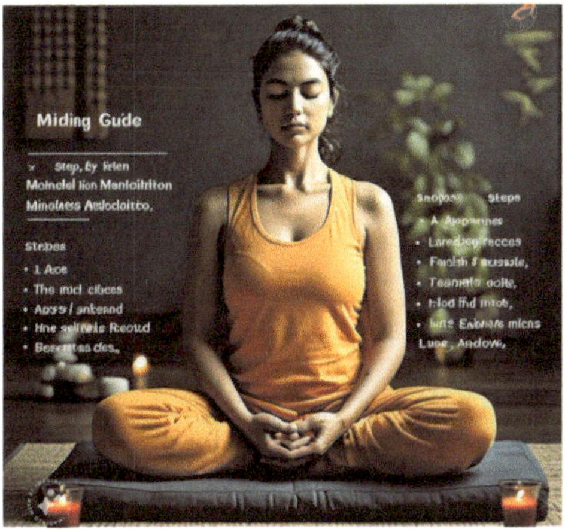

तकनीका पर ³यान क5त करने वाले माइंडफुलनेस मे डटेशन के लए चरण-दर- चरण माग'द शका।

- *तनाव म कमी:* माइंडफुल मु5◌ा सुधार

तकनीक तनाव त Aया को बं धत करने और भावना मक लचीलापन को बढ़ावा देने म मदद करती है।

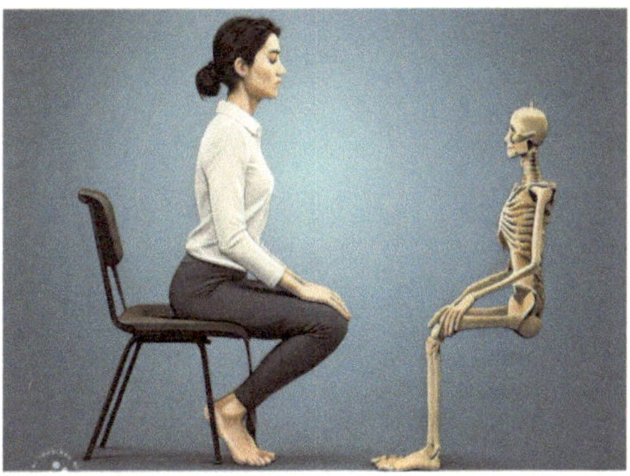

उदाहरण: तनावपूण' ◌िR तया के दौरान मु5◌ा सुधार के लए माइंडफुलनेस तकनीका को दखाने वाला च7ण, ◌िजसम सांस का जागVकता और व ◌ाम पर जोर

दया गया है।

6.7 च क सीय 5 कोणा म मु5◌ा को एका कृत करना

मान सक वाRय के लए च क सीय 5 कोणा म मु5◌ा को एका कृत कया जाता है, जैसे:

- *सं ◌ाना मक वहार थेरेपी (CBT):* मूड और आ म-धारणा को बेहतर बनाने के लए नकारा मक वचार पैटन' और शरीर का मु5◌ा को संबो धत करना।

उदाहरण: चता और अवसाद बंधन के लए मु5◌ा सुधार को शा मल करने वाली CBT तकनीका को दशा'ने वाला केस टडी।

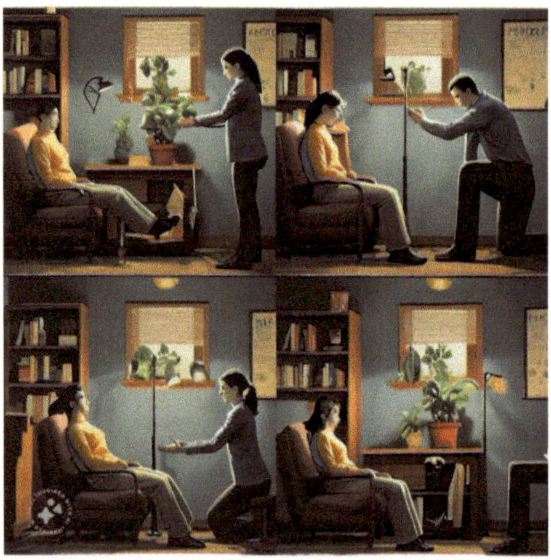

- *शारी रक च क सा:* पुराने दद' को कम करने और सम वाRय को बढ़ाने के लए आसन अ?यास और एग नो मक श ◌ा को शा मल करना।

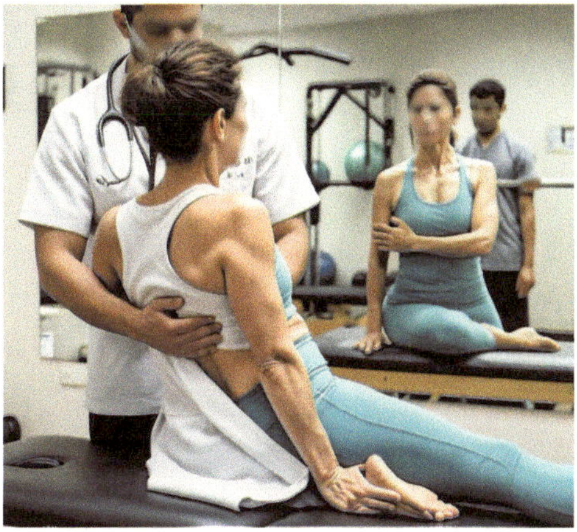

उदाहरण: मु5◌ा म सुधार और म कुलो केलेटल वकारा के ल णा को कम करने के लए एक भौ तक च क सक @◌ारा नधा' रत च क सीय ◌ायाम।

6.8 नRकष'

अ^{3}याय 6 म मान सक वाRय पर आसन के गहन भाव का पता लगाया गया है, ि◌जसम मूड व नयमन, तनाव म कमी, सं ◌ाना मक काय', आ म-धारणा और च क सीय अनु योग शा मल ह। इन संबंधा के अंत न हत वै ◌ा नक तं7ा को समझकर,

N मान सक वाRय और जीवन का सम गुणवU◌ा को बढ़ाने के लए आसन का श N का उपयोग कर सकते ह । अगले अ^{3}याया म माइंडफुलनेस वक सत करने, तनाव लचीलापन को बढ़ावा देने और नरंतर मान सक वाRय के लए दै नक दनचया' म आसन स5◌ा◌ंता को एका कृत करने के लए

◌ावहा रक रणनी तया और अ?यासा पर चचा' का जाएगी।

7: विभ ◌िR तया और ग त व धया म आसन*

7.1 प रचय

विभ से ट स और ग त व धया म मु5◌ा ◌िभ होती है, ◌िजनम से येक को इ तम रीढ़ का ह ◌ी के संरेखण को बनाए रखने और सम म कुलो केलेटल वाRय का समथ'न करने के लए अ @तीय वचारा का आवGयकता होती है। यह अ³याय विभ संदभfi म मु5◌ा का खोज करता है, ◌ावहा रक माग'दश'न और वै ◌ा नक अंत5' दान करता है।

7.2 बैठने का मु5◌ा

बैठने का मु5◌ा उन Nया के लए मह वपूण' है जो लंबे समय तक बैठे रहते ह , जैसे क काम पर या अवकाश ग त व धया के दौरान:

- *काया'लय का वातावरण:* रीढ़ का ह ◌ी के संरेखण को बढ़ावा देने और म कुलो केलेटल तनाव को रोकने के लए काया'लय का कु सया, डे क और कं यूटर सेटअप पर एग नो मक स5◌ा◌ंत लागू होते ह।

उदाहरण: डे क पर सही बैठने का मु5◌ा
दखाने वाला च7ण, ◌िजसम कुसा के समायोजन, डे क का ऊँचाई और मॉ नटर का
◌िR त को उजागर करने वाले एनोटेशन ह।

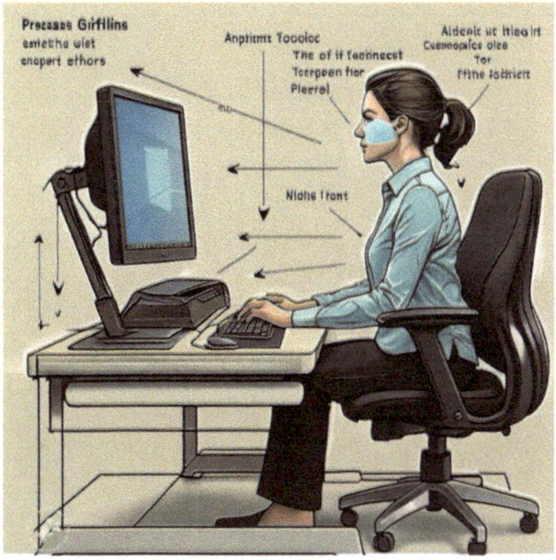

- *5ाइ वग:* तटR रीढ़ का समथ'न करने और लंबी 5ाइव के दौरान पीठ और गद'न का परेशानी को कम करने के लए कार का सीट और ट य रग हील का ि◌R त को

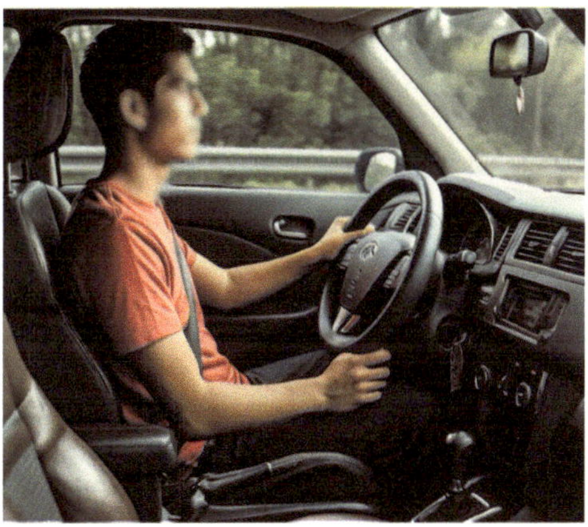

समायोि◌जत कर।
उदाहरण: सही बनाम गलत 5ाइ वग मु5ा का तुलना मक छ वयाँ, सीट समायोजन और
 ट य रग हील का ि◌R त पर जोर देती ह।

7.3 खड़े होने का मु5ा

उ चत खड़े होने का मु5ा बनाए रखना
 न न लिखत ग त व धया के लए आवGयक है:

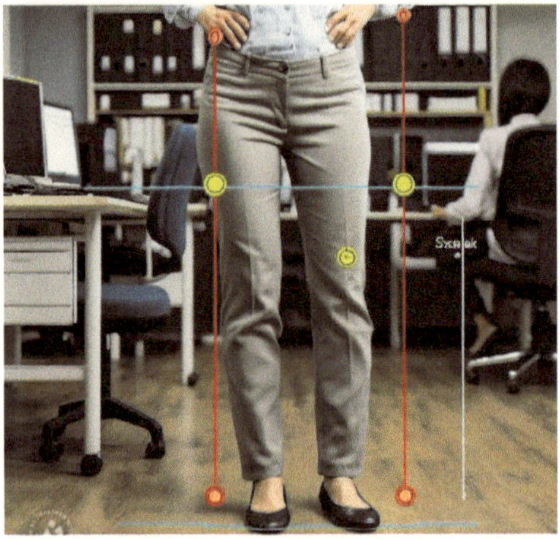

- *काय'Rल:* दोना पैरा पर समान Vप से

 वत रत वजन के साथ खड़े हा, कंधा को आराम द , और मांसपे शया और जोड़ा पर तनाव को कम करने के लए रीढ़ को संरेिखत कर।

उदाहरण: काय'Rल से टग म सही खड़े होने का मु5ा को दशा'ने वाला आरेख, संरेखण और वजन वतरण के लए माक' रा के साथ।

- *साव'ज नक भाषण:* आ म व ास से भरी मु5ा तु तया या साव'ज नक भाषणा के दौरान उपिR त और संचार भावशीलता को बढ़ाती है।

उदाहरण: भावी बनाम अ भावी

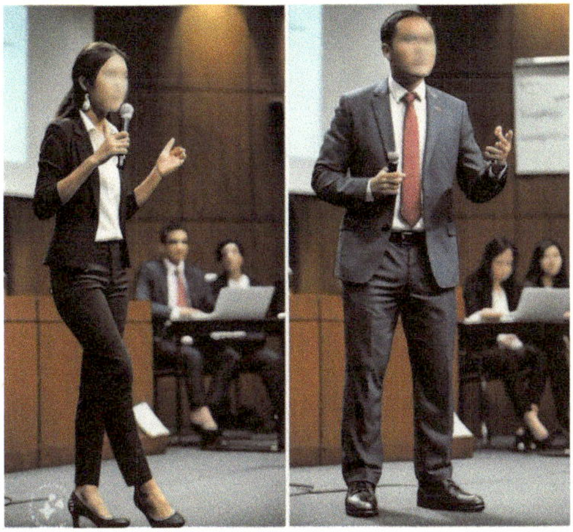

सावजनक भाषण म आसन के संकेता के
 वपरीत च7, शरीर का भाषा और मुखरता को उजागर करते ह।

7.4 शारीरक ग त व ध म मु5ा

आसन खेल और ायाम म दशन और चोट का रोकथाम को भा वत करता है:

- *भारोUोलन:* पीठ का चोट के जोिखम

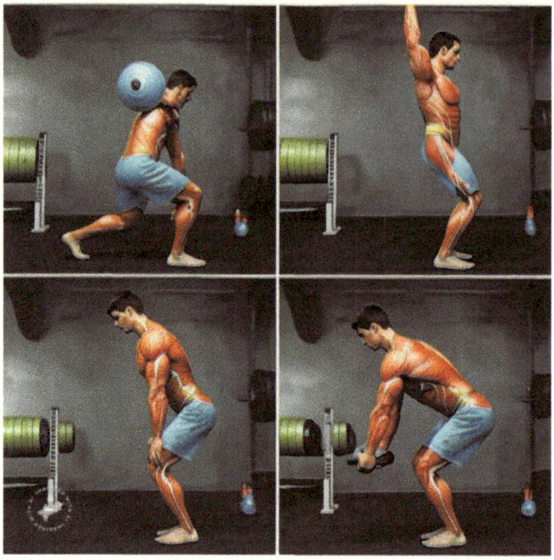

को कम करने और मांसपे शया का स Aयता को अ धकतम करने के लए भारोU◌ोलन अ?यास के दौरान एक तटR रीढ़ बनाए रख।

उदाहरण: रीढ़ का ह ◌ी के संरेखण और मांसपे शया का स Aयता पर जोर देने के साथ उ चत उठाने का तकनीक को द शत करने वाली अनुA मक छ वयां।

- *दौड़ना और जॉ गग:* धीरज बढ़ाने और चोट के जो◌िखम को कम करने के लए, सीधे खड़े होकर दौड़ , कोर का मांसपे शया को स Aय कर और जोड़ा पर कम से कम भाव डाल।

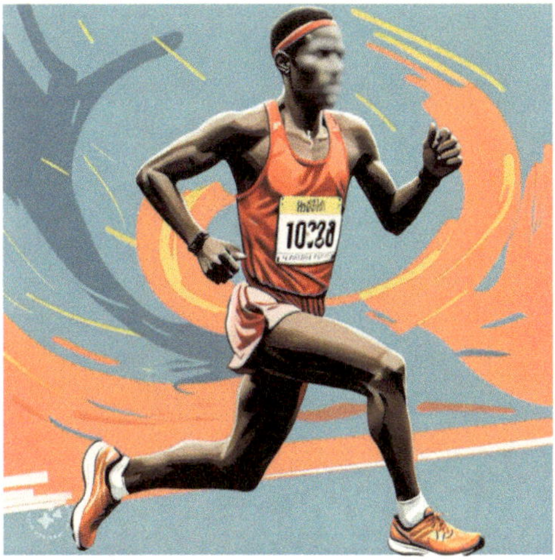

उदाहरण: दौड़ने का मु5◌ा तकनीक दखाने वाला च7ण, ि◌जसम ◌ाइड का लंबाई, हाथ का वग और सर का ि◌R त शा मल है।

7.5 व श आबाद म मु5◌ा

विभ आबाद म मु5◌ा संबंधी वचार अलग- अलग होते ह, ि◌जनम शा मल ह:

- *ब™◌े और कशोर:* रीढ़ का ह ◌ी के
वकास का समथ'न करने और मु5◌ा संबंधी असामा यता को रोकने के लए युवा

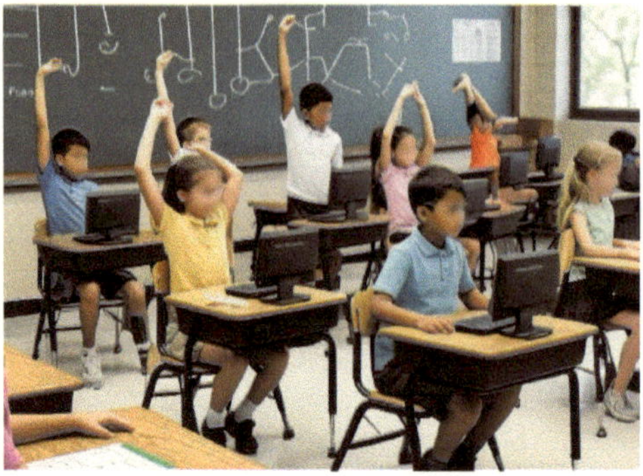

Nया को उ चत मु5ा संबंधी आदता के

बारे म शि त कर।
उदाहरण: कूल के वातावरण के लए आयु- उपयुN मु5ा अ?यास और एग नो मक दशा-
नद˘शा को दशा'ने वाली शैि क साम ी।

- *बुजुग':* ग तशीलता, वतं7ता बनाए रखने और गरने के जोिखम को कम करने के
लए उe बढ़ने से जुड़े मु5ा संबंधी प रवत'ना को संबो धत कर।

उदाहरण: वृ5 वय का म मु5ा और संतुलन को बेहतर बनाने के लए डज़ाइन कए गए पुनवा'स अ?यास और सहायक उपकरण।

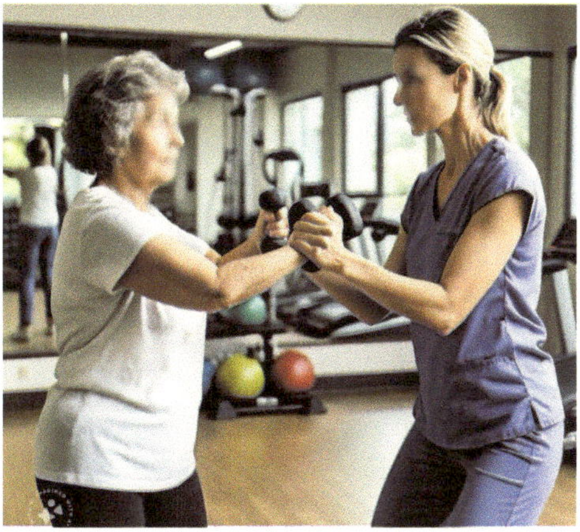

7.6 अवकाश और मनोरंजक ग त व धया के दौरान मु5◌ा

अ" मु5◌ा बनाए रखने से अवकाश ग त व धया के दौरान आराम और आनंद

बढ़ता है:

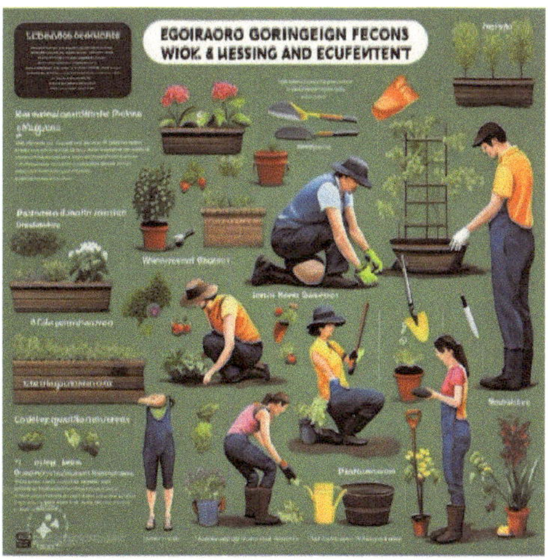

- *बागवानी और शौक:* लंबी ग त व धया के दौरान रीढ़ और जोड़ा पर तनाव को कम

करने के लए एग नो मक उपकरण और तकनीक अपनाएँ।

उदाहरण: शौ कया लोगा के लए म कुलो केलेटल असु वधा को रोकने के लए एग नो मक बागवानी उपकरण और मु5ा यु Nया को द शत करने वाला इ फो ा फ़क।

- *गे मग और डिजटल मी डया:* मु5ा के बारे म जागVकता को बढ़ावा द और गे मग से संबं धत म कुलो केलेटल वकारा को रोकने के लए गेमस' के लए एग नो मक सेटअप को ो सा हत कर।

उदाहरण: कुसा समायोजन, मॉ नटर का

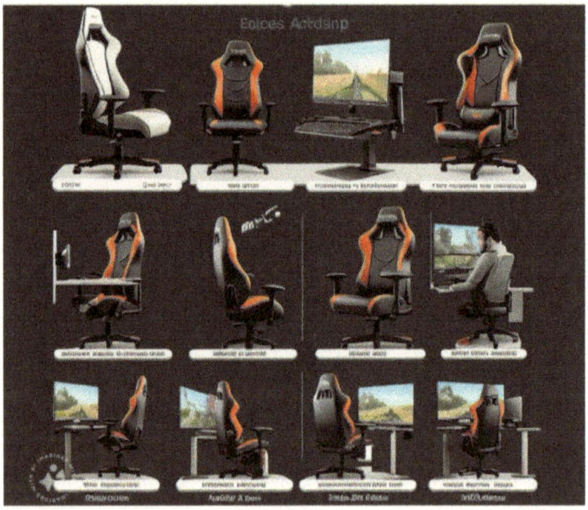

ऊंचाई और मु5ा ेक स हत एग नो मक गे मग सेटअप के लए दशा नद श।

7.7 नRकष'

अ³याय 7 ने विभ से ट स और ग त व धया

म उ चत मु5ा बनाए रखने के मह व का पता लगाया है, िजसम एग नो मक स5ांता,
ावहा रक रणनी तया और वै ा नक अंत5' पर काश डाला गया है। विभ संदभfi म आसन जागVकता और सुधारा मक तकनीका को लागू करके, N रीढ़ का ह ी के वाRय को बढ़ावा दे सकते ह ,   दश'न को बढ़ा सकते ह और म कुलो केलेटल चोटा के जोिखम को कम कर सकते ह। अगले अ³याया म रोज़मरा' का
ज़दगी म आसन के स5ांता को एका कृत करने के बारे म माग'दश'न दान करना जारी रहेगा, िजससे सम वाRय के लए नरंतर लाभ सु नि त होगा।

8: मु5ा सुधारने के लए ायाम और रणनी तयाँ

8.1 प रचय

अ³याय 8 ावहा रक अ?यासा और रणनी तया पर क 5त है, जो मांसपे शया को मजबूत बनाने, लचीलेपन म सुधार करने और इ तम मु5ा का समथ'न करने के लए जागVकता बढ़ाने के लए डज़ाइन कए गए ह । ये अ?यास रीढ़ का ह ी के संरेखण और सम म कुलो केलेटल वाRय को बनाए रखने म शा मल मुख मांसपेशी समूहा को लि त करते ह।

8.2 कोर को मजबूत करने वाले ायाम

कोर का मांसपे शयाँ रीढ़ को िRर करने और उ चत मु5ा बनाए रखने म मह वपूण' भू मका
नभाती ह। भावी ायामा म शा मल ह:

- * लक:* रीढ़ को सहारा देने और कोर का
िRरता म सुधार करने के लए पेट का मांसपे शया (रेKटस एē डो म नस, ां सवस' एē डो म नस) को स Aय करता है।

उदाहरण: सर से एड़ी तक संरेखण और कोर का मांसपे शया का स Aयता पर जोर देते 5ए उ चत लक फॉम' को द शत करने वाले चरण-दर-चरण च7ण।

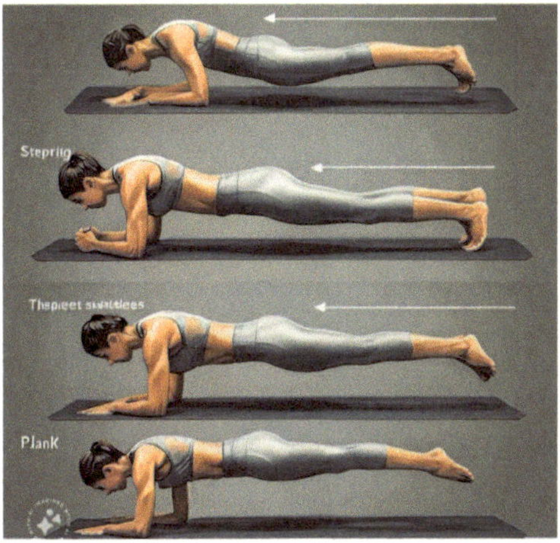

- * ज:* लू टयल मांसपे शया और पीठ के नचले ह से (इरेKटर ाइना) को मजबूत करता है, िजससे ोिण का िRरता और रीढ़ का ह ी के संरेखण को बढ़ावा मलता है।

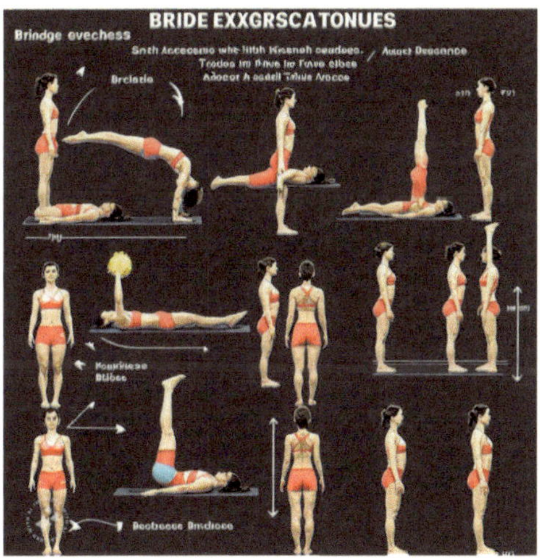

उदाहरण: मांसपे शया का स Aयता और सांस लेने का तकनीका के नद`शा के साथ
ज ायाम व वधता और ग त तरा को दशा'ने वाला आरेख।

8.3 पीठ को मजबूत बनाने वाले ◌ायाम

मजबूत पीठ का मांसपे शयाँ रीढ़ का ह ◌ी को सहारा देने और मु5◌ा को बनाए रखने म योगदान देती ह। अनुशं सत ◌ायामा म शा मल ह:

- *सुपरमैन ◌ायाम:* पीठ के व तार और मु5◌ा को बेहतर बनाने के लए इरेKटर ◌ाइना और पीछे के कंधे का मांसपे शया (डे टोइड्स, रॉमबॉइड्स) को लि त करता है।

उदाहरण: सुपरमैन ◌ायाम को दशा'ने वाली अनुA मक छ वयाँ, उ चत Vप और

म◌ा◌ंसपे शया का स Aयत◌ा क◌ो उजागर करत◌ी ह।

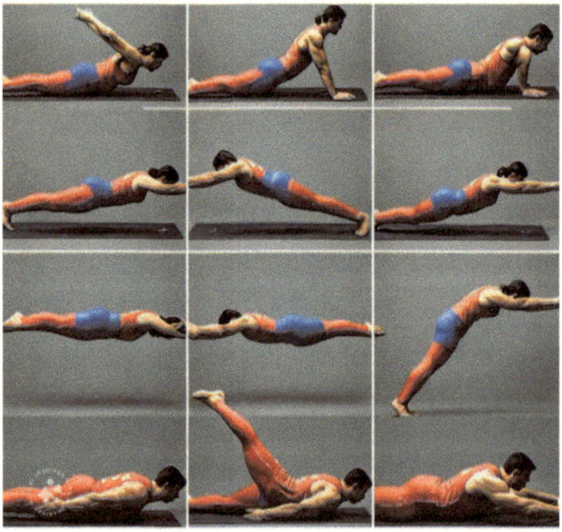

- *रोइंग ◌ायाम:* ऊपरी पीठ का मांसपे शया (लै ट समस डॉसा, ◌ेपे◌िज़यस)

को मजबूत करने और कैपुलर िRरता म सुधार करने के लए तरोध ब ड या वजन का उपयोग करता है।

उदाहरण: रोइंग ायाम व वधता का

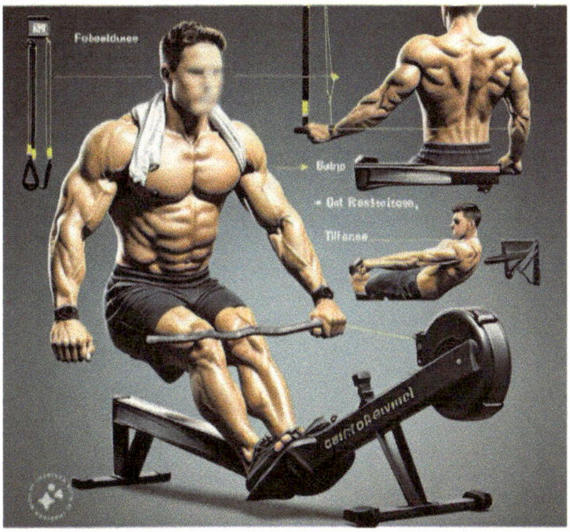

च7ण, व श पीठ का मांसपे शया को लि त करने के लए विभ पकड़ और
तरोध तरा का दश'न।

8.4 े चग और लचीलापन ायाम

लचीलेपन के ायाम मांसपे शया के तनाव को कम करने और ग त का सीमा को बेहतर बनाने म मदद करते ह , िजससे बेहतर मु5ा म योगदान मलता है:

- *चे ट ओपनर े च:* छाती और कंधा को खोलता है, डे क पर बैठे Nया म आम तौर पर गोल कंधे का मु5ा का तकार करता है।

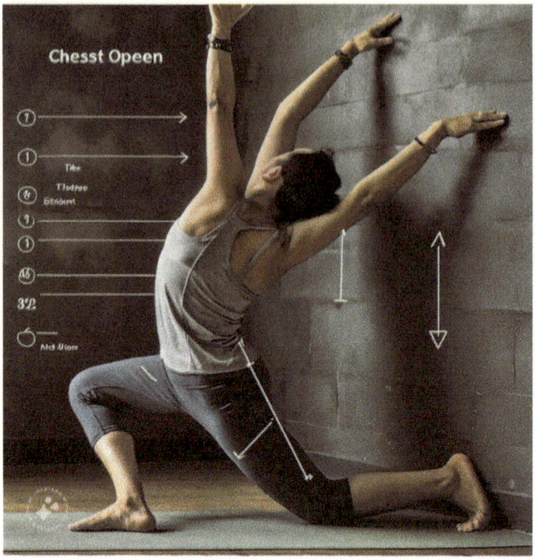

उदाहरण: चे ट ओपनर ेच को चरण-दर- चरण नद॓शा और विभ लचीलेपन तरा के
लए संशोधना के साथ दखाने वाली छ व।

- * हप RलेKसर ेच:* ोिण संरेखण को बनाए रखने और पीठ के नचले ह से के तनाव को कम करने के लए तंग हप RलेKसस' को संबो धत करता है।

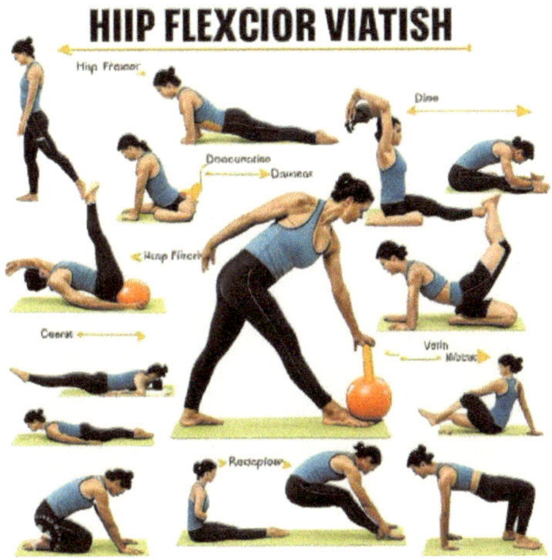

उदाहरण: हप RलेKसर ेच व वधता को दशा'ने वाला आरेख, भावी चग के लए उ चत संरेखण और अव ध पर जोर देता है।

8.5 आसन सुधार तकनीक

पूरे दन आसन को सही करने और बनाए रखने का तकनीका म शा मल ह:

- *शोVर ēलेड Kवीज़:* कैपुलर र न को बढ़ावा देता है और कंधे के संरेखण म सुधार करता है।

उदाहरण: कंधे के ēलेड Kवीज़ ायाम और आसन सुधार के लए उनके लाभ को द शत करने वाली ए नमेटेड गाइड।

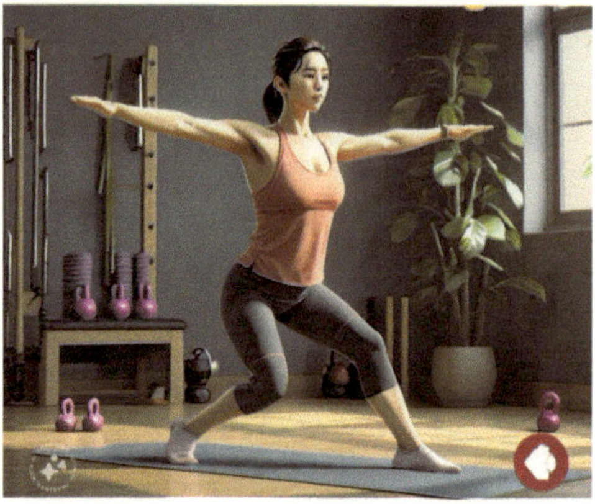

- * चन टKस:* ◌ीवा रीढ़ को संरे◌िखत करके और गद'न के तनाव को कम करके आगे का ओर सर का मु5◌ा का तकार करता है।

उदाहरण: गद'न के संरेखण और मांसपे शया

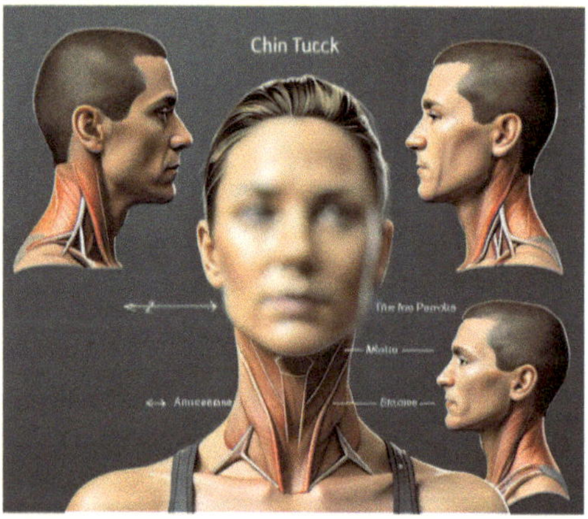

का तता पर ³यान क 5त करते 5ए चन टक ◌ायाम और ग त को दशा'ने वाला
चि7ण।

8.6 एग नो मक रणनी तयाँ

दै नक दनचया' म एग नो मक स5◌ा◌ंता को शा मल करने से मु5◌ा म नरंतर सुधार होता है:

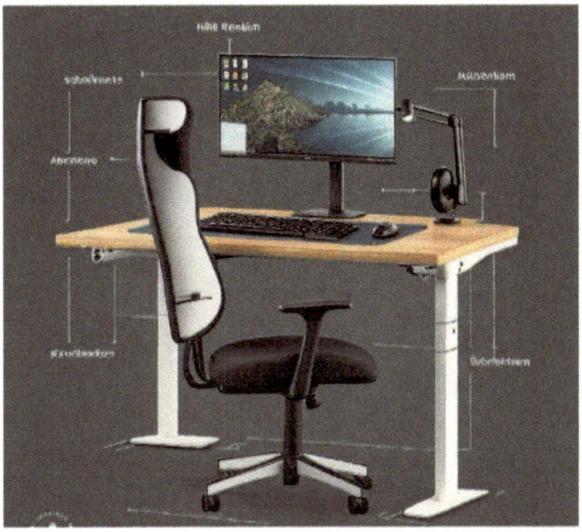

- *काय'Rल संशोधन:* तटR रीढ़ संरेखण

को बढ़ावा देने और तनाव को कम करने के
लए डे क, कुसा और मॉ नटर का ऊँचाई को समायो◌िजत कर।

उदाहरण: कुसा समायोजन, मॉ नटर पो◌िजश नग और का बोड' लेसम ट स हत एग नो मक वक' टेशन सेटअप दशा- नद'शा को दशा'ने वाला इ फो ◌ा फ़क।

- *आसन अनु मारक:* पूरे दन मु5◌ा जाँच और ◌ेक के लए माट'फ़ोन ऐप या टाइमर का उपयोग कर।

उदाहरण: अंतराल अनु मारक और मु5◌ा मू यांकन संकेता के लए अनुकूलन यो य

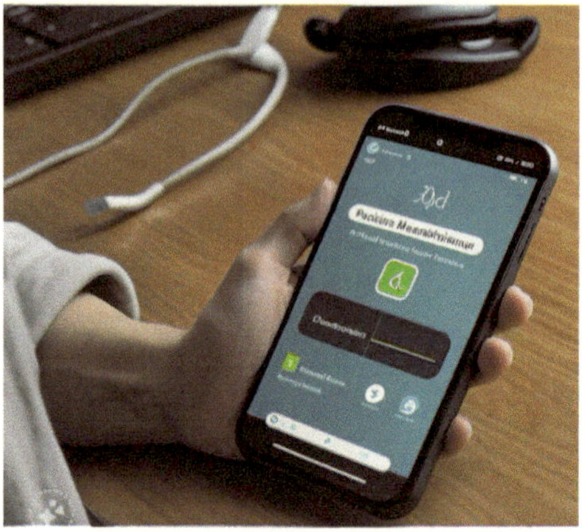

सेटस के साथ मु5◌ा अनु मारक ऐप के ATनशॉट।

8.7 माइंडफुलनेस और मु5◌ा जागVकता

माइंडफुलनेस अ?यास मु5◌ा जागVकता को

बढ़ाते ह और व ◌ाम को बढ़ावा देते ह:

- *बॉडी कैन मे डटेशन:* व ◌ाम अ?यास के दौरान शरीर का संवेदना और मु5◌ा संरेखण के बारे म जागVकता पैदा करता है।

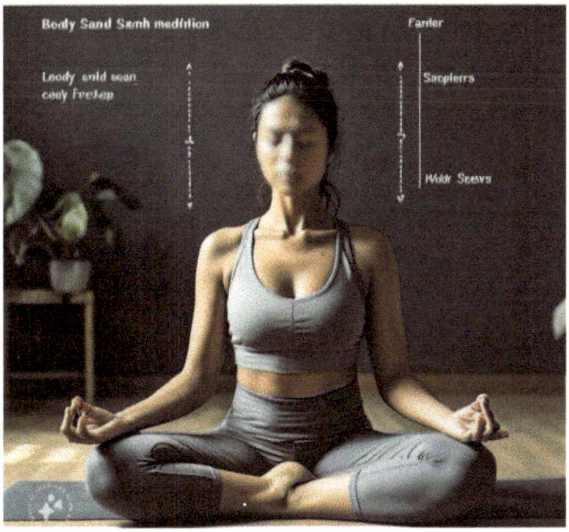

उदाहरण: मु5ा जागVकता और मांसपे शया के व ाम पर ³यान क 5त करने वाले बॉडी
कैन मे डटेशन के लए चरण-दर-चरण
नदˇश।

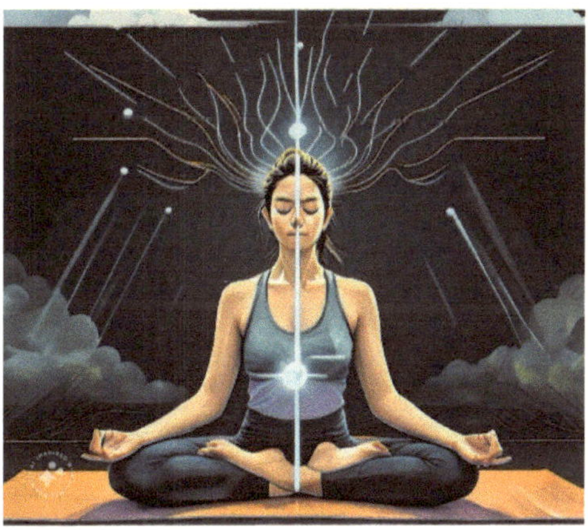

- *सांस जागVकता:* तनावपूण' ि R तया के

दौरान व ाम का समथ'न करने और रीढ़ का ह ी के संरेखण को बनाए रखने के लए सांस जागVकता तकनीका को शा मल कर।

उदाहरण: सांस जागVकता अ?यास और मु5ा रखरखाव और तनाव म कमी के लए उनके अनु योग को दशा'ने वाला च7ण।

8.8 नRकष'

अ³याय 8 ने मजबूती, लचीलापन, एग नो मक समायोजन और माइंडफुलनेस अ?यासा के मा³यम से मु5ा म सुधार के लए अ?यास, तकनीक और रणनी तया के लए एक ापक माग'द शका दान का है। इन

तरीका को दै नक दनचया' म एका कृत करके, N रीढ़ का ह ी के वाRय को बढ़ा सकते ह , म कुलो केलेटल तनाव को कम कर सकते ह और सम क याण को बढ़ावा दे सकते ह । अगले अ³याय विभ जीवन संदभfi म इ तम मु5ा को बनाए रखने के लए उ त तकनीका और वशेष अनु योगा का पता लगाना जारी रखगे।

9: व श जनसं या म आसन और वशेष वचार

9.1 प रचय

अ³याय 9 ब™T, बुज;ग' Nया, गभ'वती म हला   और च क सा िR तया वाले
 Nया स हत व श आबाद म आसन संबंधी वचारा का जाँच करता है। येक समूह का अनूठ आसन संबंधी ज़Vरत और चुनौ तयाँ   होती   ह , िजनके   लए म कुलो केलेटल वाRय और सम क याण का समथ'न करने के लए अनुVप 5 कोण का आवGयकता होती है।

9.2 ब™T और कशोरा म आसन

बचपन और कशोरावRा म उ चत आसन रीढ़ का ह ी के वकास और द घ'का लक म कुलो केलेटल वाRय के लए मह वपूण' है:

- * कूल एग नॉ मKस:* क ा से टग म सही आसन का आदता को बढ़ावा देने के लए छा7T और श का को एग नो मक स5ा ंता पर शि त कर।

उदाहरण: आसन संबंधी असामा यता को रोकने के लए ब™T के लए एग नो मक
 कूल फ़नाचर और आसन संबंधी दशा-

 नद`शा को दशा'ने वाला इ फो ा फ़क।

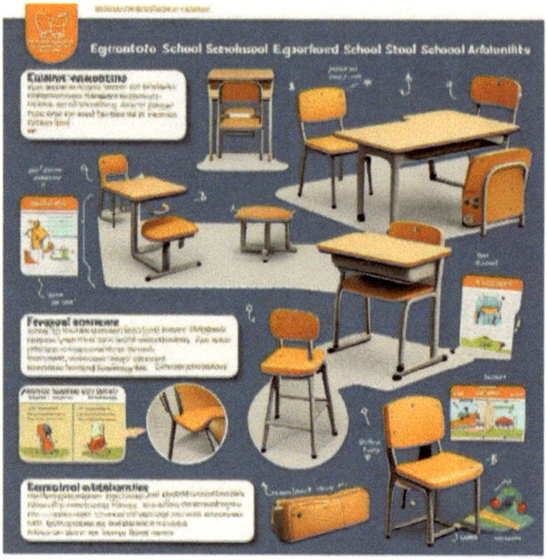

- *शारीरक ग त व ध:* ऐसे खेला और शारीरक ग त व धया म भागीदारी को

ो सा हत कर जो कोर ताकत, लचीलापन और आसन संबंधी जागVकता को बढ़ावा देते ह।

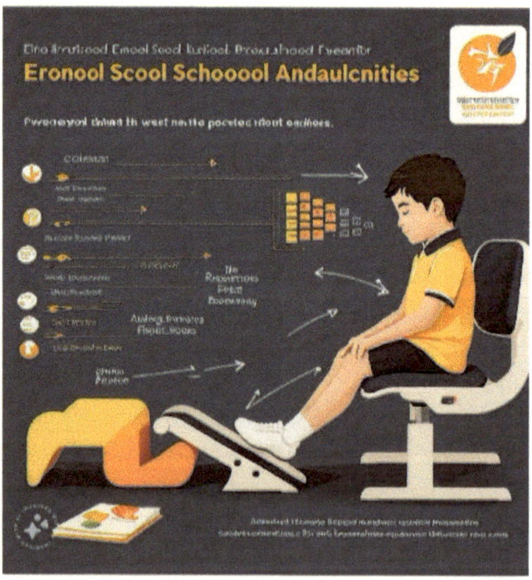

उदाहरण: तैराका या िजमनाि टक जैसी ग त व धया म लगे ब™ा को दखाने वाली छ वयाँ, जो मांसपे शया का कंडीश नग और सम वय के मा³यम से आसन के वकास का समथ'न करती ह।

9.3 बुजुगfi म मु5ा

मांसपे शया का ताकत, जोड़ा के लचीलेपन और ह या के घन व म बदलाव के कारण उe बढ़ने से मु5ा भा वत होती है:

- * गरने से बचाव:* वृ5 वय का म गरने के जो िखम को कम करने के लए मु5ा म होने वाले बदलावा और संतुलन संबंधी सम या

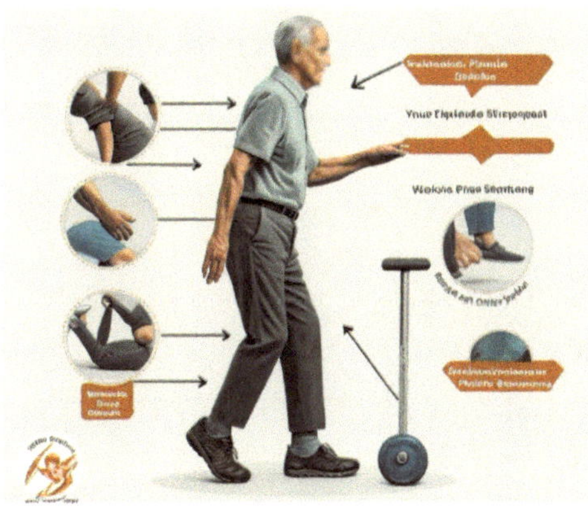

का समाधान कर।
उदाहरण: बुजुग' Nया के लए संतुलन संबंधी ायाम और गरने से बचाव का रणनी तया को दशा'ने वाला आरेख, मु5ा सुधार और मांसपे शया को मजबूत बनाने पर जोर देता है।

- *ग तशीलता संबंधी सहायता:* ग तशीलता का समथ'न करने और सीधी मु5ा बनाए रखने के लए सहायक उपकरणा और एग नो मक संशोधना का अनुशंसा

कर।

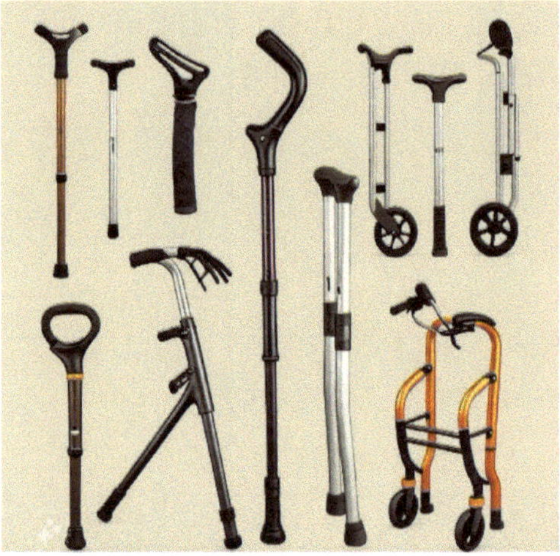

उदाहरण: सुरि त और िRर चलने का मु5ा को बढ़ावा देने के लए विभ ग तशीलता सहायक उपकरण (ब त, वॉकर) और उनका एग नो मक वशेषता को दशा'ने वाला

च7ण।

9.4 गभा'वRा के दौरान मु5ा

वजन वतरण, हाम नल भाव और पेट का मांसपे शया म खचाव के कारण गभा'वRा मु5ा बदल देती है:

- *पेि वक संरेखण:* ोिण िRरता का समथ'न करने और पीठ के नचले ह से म दद' को कम करने के लए ायाम और तकनीक दान कर।

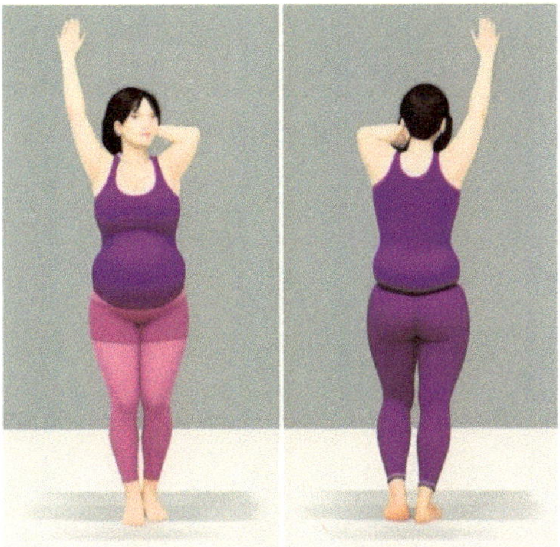

उदाहरण: गभ'वती म हला के लए ◌ो◌िण संरेखण ◌ायाम और उनके लाभा को
 द शत करने वाले सवपूव' योग आसन और
 च7ण।

- *एग नो मक समायोजन:* रीढ़ और ◌ो◌िण पर तनाव को कम करने के लए मातृ व सहायता बे ट और एग नो मक बैठने के

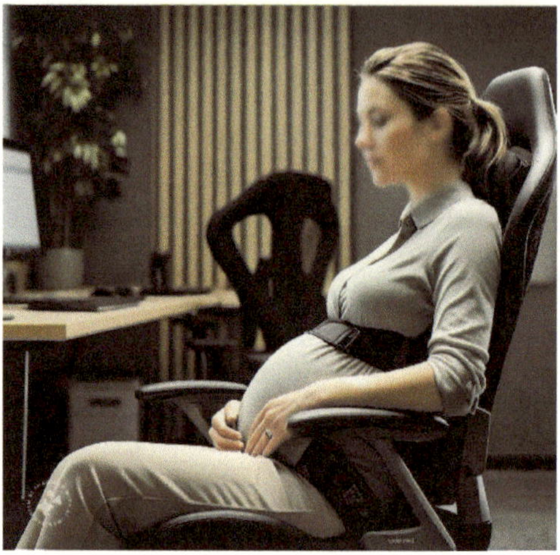

वक पा का सलाह द।

उदाहरण: गभा'वR◌ा के दौरान उ चत मु5◌ा का समथ'न करने के लए डज़ाइन का गई एग नो मक कु सयाँ और मातृ व सहायता बे ट दखाने वाली छ व।

9.5 च क सा ि◌R तया वाले Nया म मु5◌ा

कुछ च क सा ि◌R तयाँ मु5◌ा को भा वत करती ह और वशेष बंधन रणनी तया का आवGयकता होती है:

- *रीढ़ का ह ◌ी संबंधी वकार:* रीढ़ का ह ◌ी के संरेखण को बढ़ावा देने के लए लि त
◌ायाम और ऑथ टक उपकरणा के साथ

को लयो सस या कफो सस जैसी ि◌R तया को संबो धत कर।

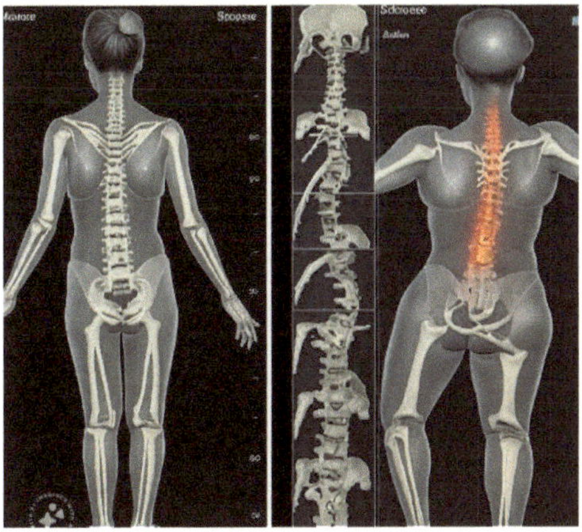

उदाहरण: को लयो सस वाले Nया म रीढ़ का ह ◌ी का वAता को दशा'ने वाली

रे डयो ◌ा फ़क छ वयाँ और ◌े सग या च क सीय ◌ायाम जैसे सुधारा मक उपाय।

- *A◌ो नक दद':* फाइ ◌ोमायि जया या ग ठया जैसी पुरानी दद' ि◌R तया का बंधन करने के लए मु5◌ा रणनी तया को लागू कर।

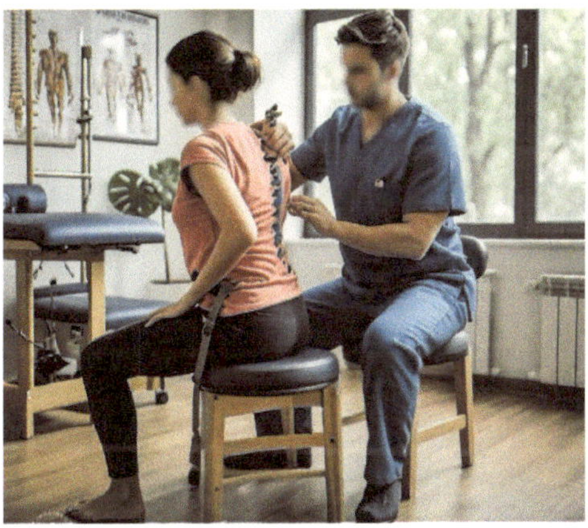

उदाहरण: एग नो मक अनुकूलन और

च क सीय ायाम स हत मु5ा सुधार को एकाकृत करने वाली दद' बंधन तकनीक।

9.6 ावसा यक मु5ा चुनौ तयाँ

कुछ वसाया म नौकरी का आवGयकता और पया'वरणीय कारका के कारण अ @तीय मु5ा चुनौ तयाँ होती ह:

- *मैनुअल लेबर:* भारी वजन उठाने या दोहराए जाने वाले कायfi से जुड़े वसाया म म कुलो केलेटल तनाव को कम करने के लए एग नो मक श ण और उपकरण दान कर।

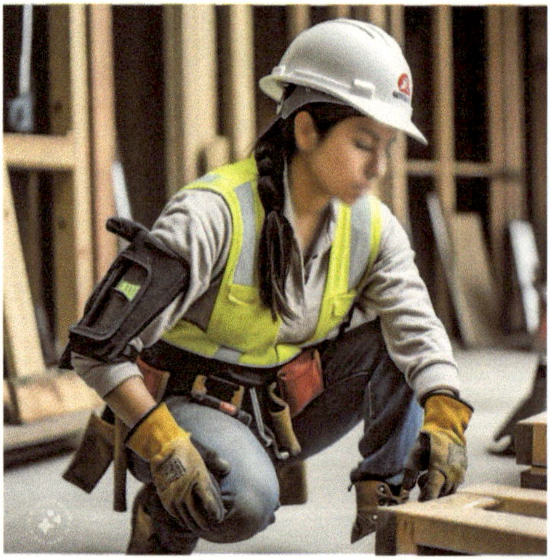

उदाहरण: नमा'ण मका के लए उ चत उठाने का तकनीक और रीढ़ का ह ी के संरेखण को बनाए रखने के लए काय'Rल सुर ा दशा नद'श और एग नो मक

उपकरण।

- *डे क जॉēस:* लंबे समय तक बैठने और कं यूटर के उपयोग से जुड़ी मु5ा संबंधी सम या को कम करने के लए एग नो मक आकलन और काय'Rान संशोधन दान कर।

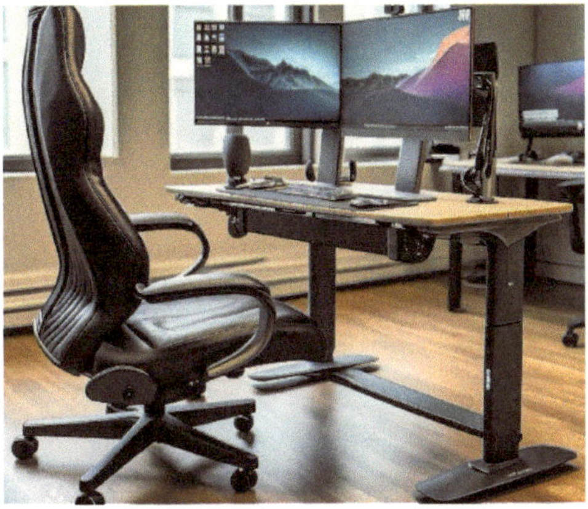

उदाहरण: डे क-बाउंड पेशेवरा के लए एग नो मक ऑ फस सेटअप, िजसम एडज टेबल कु सयाँ, सट- ट ड डे क और मॉ नटर पोिजश नग ट स शा मल ह।

9.7 वशेष आबाद म मु5ा

एथलीटा, कलाकारा और व वध शारी रक मता वाले Nया जैसी वशेष आबाद म मु5ा का ज़Vरता पर वचार कर :

- *एथलीट:* लि त कंडीश नग और सुधारा मक अ?यासा के मा³यम से खेल- व श मु5ा आवGयकता और चोट का रोकथाम रणनी तया को संबो धत

कर।

9.7 वशेष आबाद म मु5ा

एथलीटा, कलाकारा और व वध शारी रक

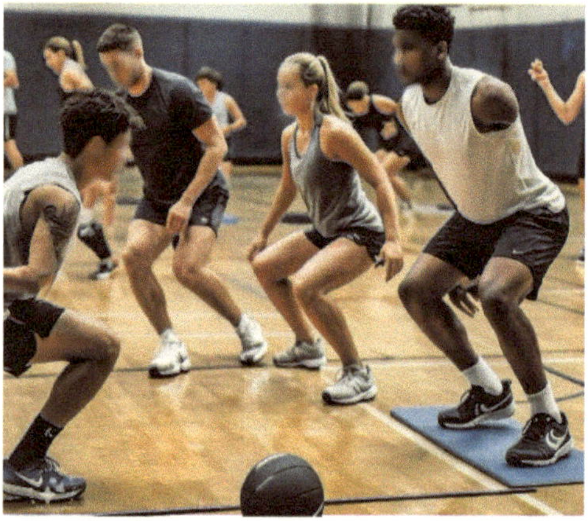

मता वाले Nया जैसी वशेष आबाद म मु5ा का ज़Vरता पर वचार कर :

- *एथलीट:* लि त कंडीश नग और सुधारा मक अ?यासा के मा³यम से खेल-
व श मु5ा आवGयकता और चोट का रोकथाम रणनी तया को संबो धत कर।

उदाहरण: टे नस या बा केटबॉल जैसे खेला म एथलीटा के लए आसन अ?यास और
श ण वRा, चपलता और चोट का रोकथाम पर ³यान क 5त करना।

- *कलाकार:* दश'न को बेहतर बनाने और अ य धक उपयोग से होने वाली चोटा को रोकने के लए नत' कया, संगीतकारा और अभिनेता म उ चत आसन और शरीर संरेखण को बढ़ावा देना।

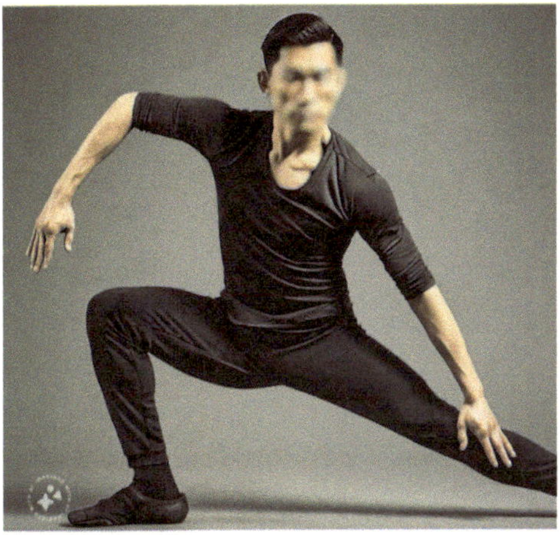

उदाहरण: दश'न के दौरान रीढ़ का ह ी के संरेखण और मांसपे शया के संतुलन को बनाए रखने के लए नृ य आसन तकनीक और संगीतकार के ेच।

9.8 नRकष'

अ³याय 9 म व श आबाद और
ावसा यक से ट स म आसन संबंधी वचारा का खोज का गई है, िजसम म
कुलो केलेटल
 वाRय और सम क याण का समथ'न करने के लए अनुVप 5 कोणा पर जोर दया गया है। लि त ह त ेपा और एग नो मक अनुकूलन के मा³यम से अ

@तीय आसन संबंधी आवGयकता और चुनौ तया को संबो धत करके, N आसन को अनुकू लत कर सकते ह , चोट के जोिखम को कम कर सकते ह और व वध जीवन संदभfi म जीवन का गुणवU◌ा को बढ़ा सकते ह । बाद के अ³याय विभ आबाद और वातावरण म

इ तम आसन बनाए रखने के लए उ त रणनी तया और वशेष अनु योगा पर व तार करना जारी रखगे।

10: आसन सुधार के लए उ त तकनीक और ◌ौB◌ो ग कयां

10.1 प रचय

अ³याय 10 म आसन जागVकता को बढ़ाने, सुधारा मक उपाया को सु वधाजनक बनाने और द घ'का लक म कुलो केलेटल वाRय का समथ'न करने के लए डज़ाइन का गई उ त तकनीका और ◌ौB◌ो ग कया का खोज का गई है। ये तकनीक Nगत समाधान
दान करने और आसन बंधन को अनुकू लत करने के लए वै ◌ा नक ग त का लाभ उठाती ह।

10.2 आसन मू यांकन ◌ौB◌ो ग कयाँ

आसन मू यांकन के लए उ त ◌ौB◌ो ग कयाँ रीढ़ का ह ◌ी के संरेखण और आसन वचलन का मू यांकन करने के लए मा7◌ा मक डेटा
दान करती ह:

- *आसन वC◌ेषण सॉ टवेयर:* शारी रक Rला के आधार पर आसन का वC◌ेषण करने के लए डिजटल इमे जग और सॉ टवेयर ए गो रदम का उपयोग करता है।

उदाहरण: नैदा नक मू यांकन के लए कंकाल संरेखण और माप द शत करने वाले आसन
वC◌ेषण सॉ टवेयर के ATनशॉट।

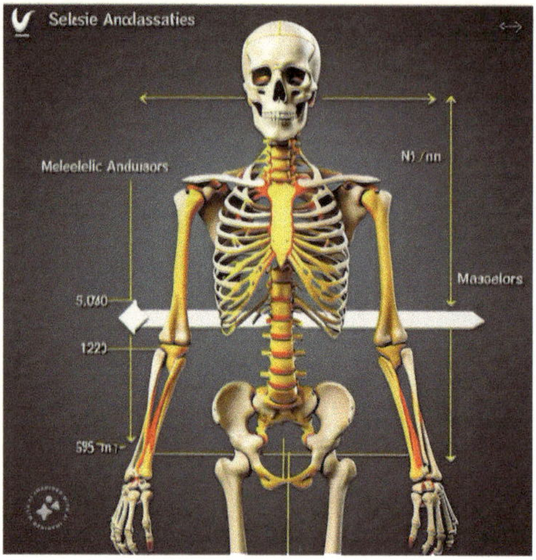

- *3D ाइन इमे जग:* रीढ़ का ह ी का वAता को देखने और कशेVक संरेखण का आकलन करने के लए MRI या CT कैन

जैसी उ त इमे जग तकनीका का उपयोग करता है।

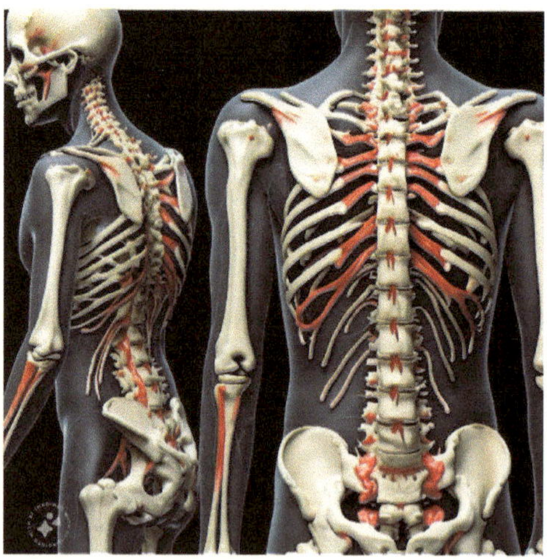

उदाहरण: रीढ़ का ह ◌ी के वकारा वाले

रो गया म शारी रक ववरण और वचलन
 दखाने   वाली   रीढ़   का ह ◌ी का 3D
पुन नमा'ण छ वयाँ।

10.3 मु5◌ा सुधार के लए पहनने यो य उपकरण

पहनने यो य ◌ौB◌ो ग कयाँ मु5◌ा संबंधी आदता को सुधारने के लए वा त वक समय का त Aया और सुधारा मक संकेत दान करती ह:

- *मु5◌ा सुधारक सज़:* दै नक ग त व धया के दौरान रीढ़ का ह ◌ी के संरेखण को बनाए रखने के लए बाहरी सहायता और कोमल अनु मारक दान करते ह।

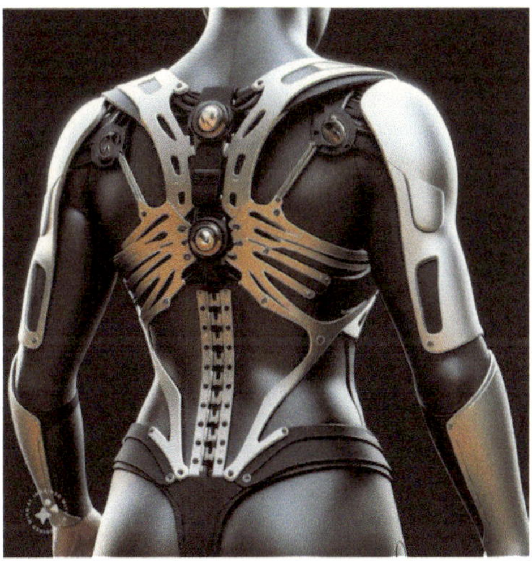

उदाहरण: मु5◌ा सुधारक ◌ेस डज़ाइन का
 च7ण, समायो य प याँ और मु5◌ा   त Aया तं7 को हाइलाइट करना।

- * माट' मु5◌ा ◌ैकर:* मु5◌ा मी क (जैसे, संरेखण कोण, सही मु5◌ा का अव ध) का नगरानी कर और मु5◌ा सुधार के लए अलट' दान कर।

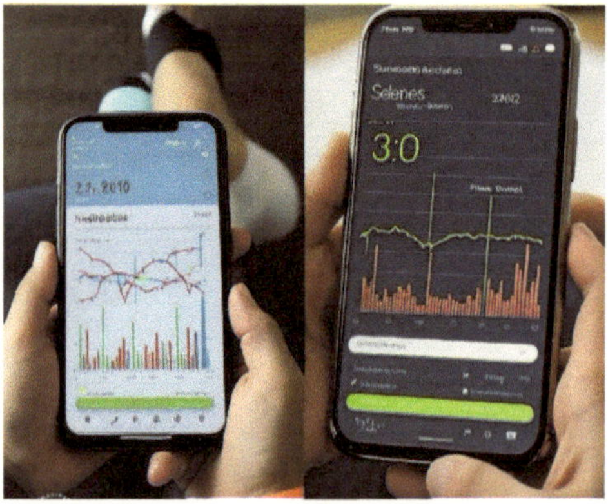

उदाहरण: पहनने यो य ◌ैकस' के साथ

सAनाइज़ कए गए माट'फ़ोन ऐप के ATनशॉट, मु5◌ा मी क और Nगत तAया द शत करते ह।

10.4 बायोफ़ाडबैक और यूरोम कुलर श ण

बायोफ़ाडबैक तकनीक मु5◌ा जागVकता को बढ़ाती है और यूरोम कुलर पुन 'श ण का सु वधा दान करती है:

- *इलेK◌ोमायो◌ाफा (ईएमजी):* मांसपे शया का ग त व ध को मापता है और मु5◌ा समथ'न के लए इ तम मांसपे शया का भता को बढ़ावा देने के

लए वा त वक समय का   त Aया दान करता है।

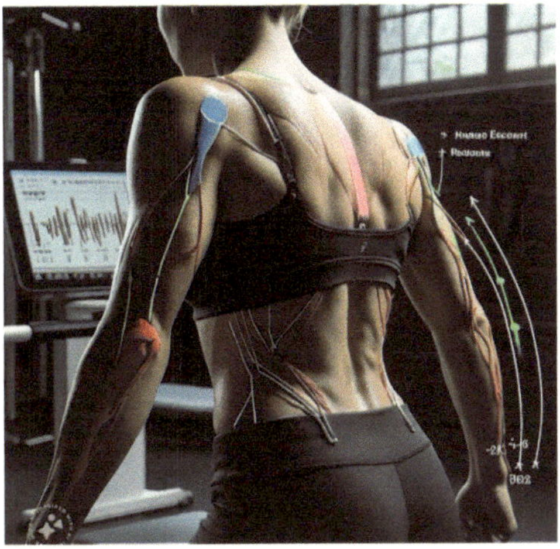

उदाहरण: मु5ा सुधार अ?यास के दौरान मांसपे शया का स Aयता के पैटन' को दशा'ने वाले EMG ससर लेसमट और ाफ़।

- * यूरोम कुलर इलेिK कल ि टमुलेशन (NMES):* मांसपे शया को स Aय करने और मु5ा िRरता के लए मांसपे शया का ताकत और सहनश N म सुधार करने के

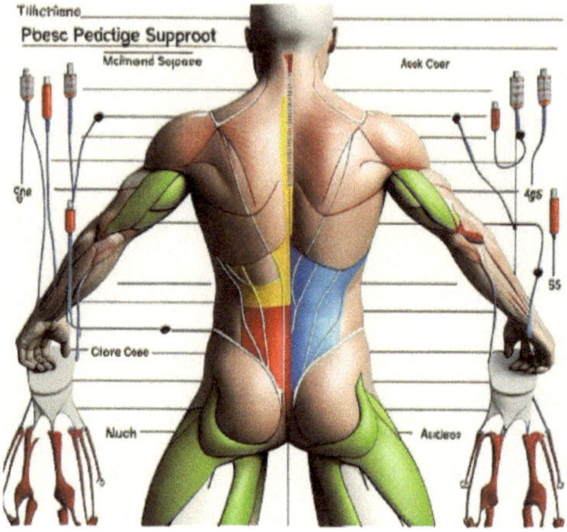

लए वB◌ुत आवेगा का उपयोग करता है।

उदाहरण: कोर और पीठ का मांसपे शया जैसे मु5◌ा समथ'न म शा मल लि त मांसपेशी समूहा के लए NMES इलेK ◌ोड लेसम ट को दशा'ने वाला आरेख।

10.5 वचु'अल रय लट (VR) और संव धत वा त वकता (AR) अनु योग

VR और AR तकनीक इंटरैि◌Kटव वातावरण म मु5◌ा का अ?यास करने और उसे सही करने के लए वा त वक 5 नया के प र5Gया का अनुकरण करती ह :

- *वचु'अल मु5◌ा श ण:* इम सव VR समुलेशन उपयोगकता' को मु5◌ा सुधार

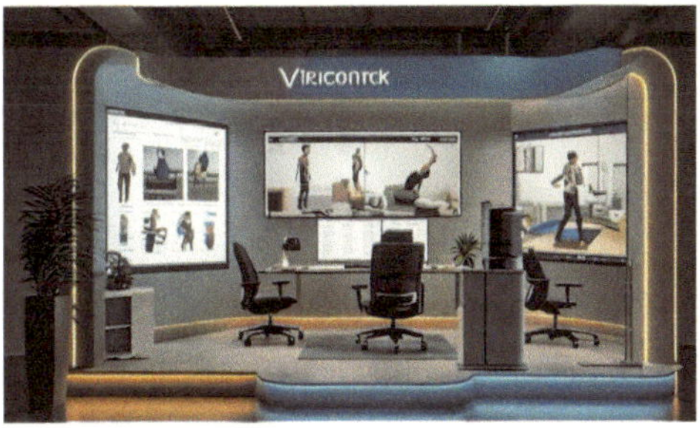

अ?यास और एग नो मक समायोजन के मा³यम से माग'दश'न करते ह।

उदाहरण: इंटरैिKटव मु5ा सुधार ूटो रयल और वचु'अल एग नो मक टूल के साथ वचु'अल ऑ फस वातावरण का VR हेडसेट
डÆले।

- *AR मु5ा दप'ण:* संव धत वा त वकता

दप'ण आ म-जागVकता और उ चत संरेखण के पालन को बढ़ाने के लए वा त वक समय मु5ा आकलन और सुधारा मक संकेता को ओवरले करते ह।

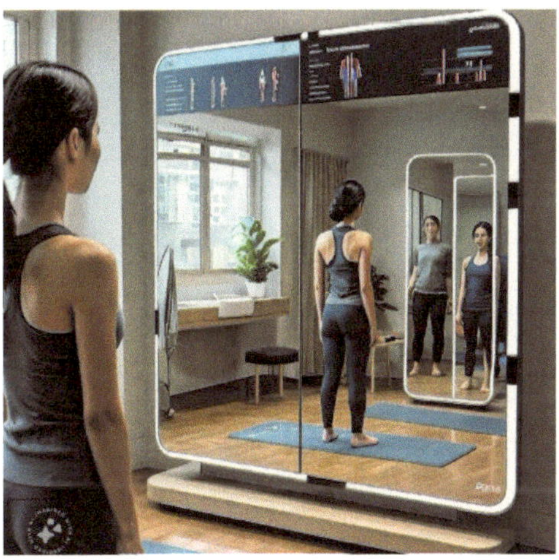

उदाहरण: दै नक ग त व धया के दौरान मु5ा मी क और संरेखण दशा- नदˇश

द शत करने वाले AR मरर इंटरफ़ेस का च7ण।

10.6 एका कृत 5 कोण: पलेट्स, योग और अलेKजडर तकनीक

एका कृत व धयाँ मु5ा को बेहतर बनाने के
लए ग त, माइंडफुलनेस और शरीर का जागVकता को जोड़ती ह:

- * पलेट्स:* नयं 7त आंदोलना और ास तकनीका के मा³यम से कोर श N, लचीलेपन और आसन संरेखण पर ³यान क 5त करती ह।

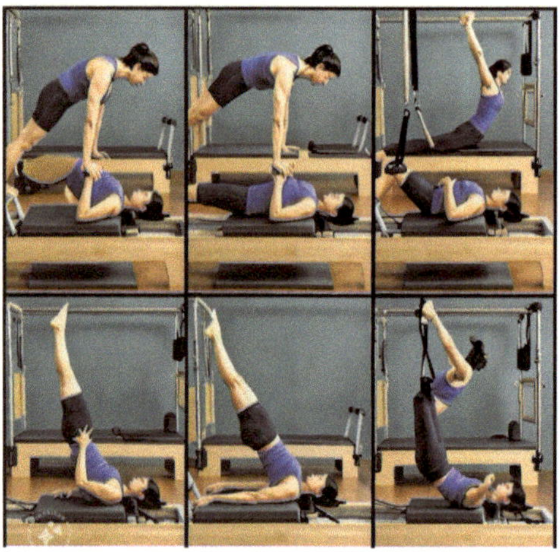

उदाहरण: रीढ़ का ह ी के संरेखण और कोर
िRरता के लए पलेट्स सुधारक ायाम, चरण-दर-चरण च7ण के साथ द शत
कया गया।

- *योग:* संतुलन, लचीलापन और रीढ़ का ह ी के वाRय को बढ़ावा देने के लए आसन, ास ायाम (ाणायाम) और ³यान को शा मल करता है।

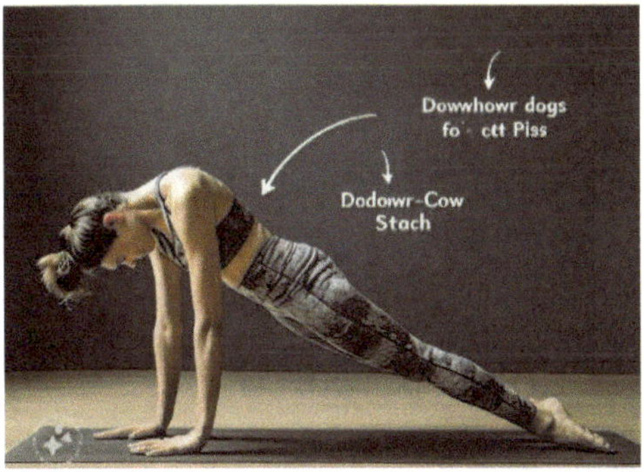

उदाहरण: रीढ़ का ह ी के संरेखण के लए योग अनुAम, िजसम डाउनवड' डॉग पोज़

और कैट-काउ ेच शा मल ह, संरेखण संकेता और संशोधना के साथ।

- *अलेKजडर तकनीक:* तनाव को कम

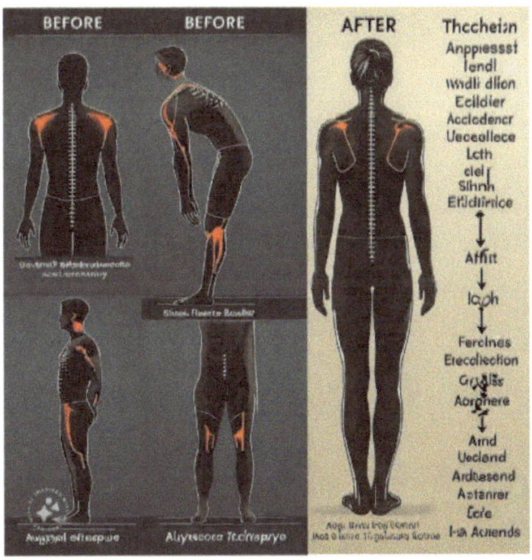

करने, मु5ा म सुधार करने और सम क याण को बढ़ाने के लए आदतन आंदोलन पैटन' के बारे म जागVकता पर जोर देती है।

उदाहरण: मु5ा सुधार के लए पहले और बाद का मु5ा छ वया और मौिखक नद ˇशा के साथ स च7 अलेKजडर तकनीक स5ाांत।

10.7 रोबो टKस और सहायक उपकरण

रोबो टक तकनीक और सहायक उपकरण मु5ा पुनवा'स और काया' मक वतं7ता का समथ'न करते ह:

- *एKसो केलेटन:* पहनने यो य रोबो टक

उपकरण ग तशीलता हा न वाले Nया म मु5ा और ग तशीलता को बेहतर बनाने के

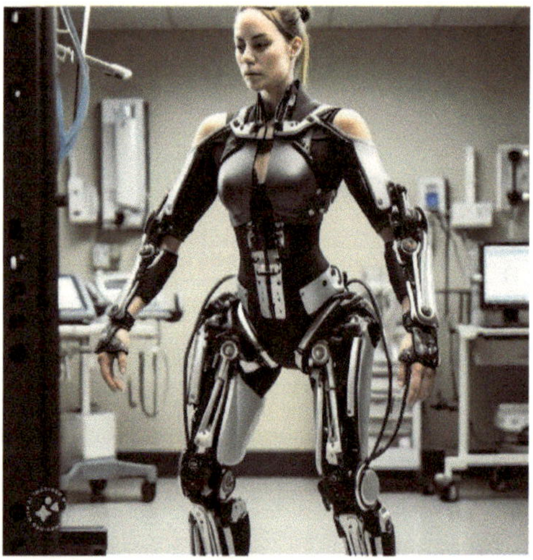

लए समथ'न और सहायता दान करते ह।
उदाहरण: उपयोगकता' परी णा के मा³यम से

द शत मु5ा सुधार और ग तशीलता वृि5 म सहायता करने वाला ोटोटाइप एKसो केलेटन डज़ाइन।

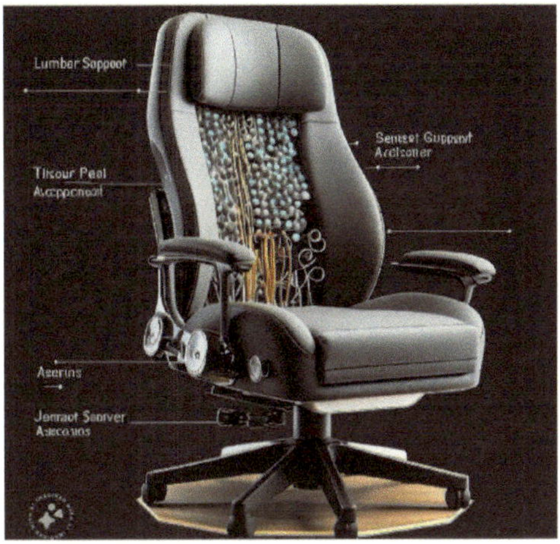

- * माट' कु सयाँ और एग नो मक फ़नाचर:*

इ तम बैठने का मु5ा को बढ़ावा देने और ग तहीन वहार को कम करने के लए स सर और समायो य सु वधाएँ शा मल कर।

उदाहरण: मु5ा नगरानी के लए काठ का समथ'न समायोजन, सीट झुकाव और दबाव स सर स हत माट' कुसा सु वधा का आरेख।

10.8 नRकष'

अ³याय 10 म मु5ा सुधार के लए उ त तकनीका और ौBो ग कया का खोज का गई है, िजसम मु5ा मू यांकन उपकरण, पहनने यो य उपकरण, बायोफा डबैक

व धयाँ, आभासी वा त वकता अनु योग, एका कृत 5 कोण और रोबो टक नवाचार शा मल ह। इन ग त का लाभ उठाकर,

N मु5ा जागVकता बढ़ा सकते ह , आसन संबंधी वचलन को ठ क कर सकते ह और द घ'का लक म कुलो केलेटल वाRय और क याण को बढ़ावा दे सकते ह । बाद के अ3याय व वध आबाद और वातावरण म मु5ा बंधन को अनुकू लत करने के लए उभरते Vझाना और Nगत रणनी तया का पता लगाना जारी रखगे।

11: आसन और उसका दद' और चोट से संबंध

11.1 प रचय

अ³याय 11 मु5ा, म कुलो केलेटल दद' और चोट के बीच ज टल संबंधा का खोज करता है। यह वै ा नक शोध और ावहा रक अंत5' म गहराई से उतरता है ता क यह समझा जा सके क मु5ा दद' का धारणा, चोट के जो िखम और रकवरी प रणामा को कैसे
 भा वत करती है।

11.2 आसन संरेखण और म कुलो केलेटल दद'

उ चत मु5ा म कुलो केलेटल दद' को रोकने और बं धत करने म मह वपूण' भू मका
 नभाती है:

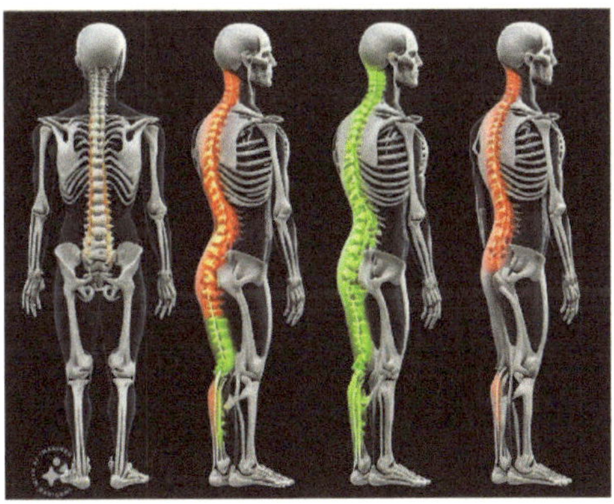

- *रीढ़ का ह ी का संरेखण:* तटR रीढ़ संरेखण बनाए रखने से कशेVक ड क और

रीढ़ का ह ी के नायुबंधन पर तनाव कम होता है, िजससे पीठ दद' कम होता है।

उदाहरण: सामा य आसन वचलन बनाम सही रीढ़ का ह ी के संरेखण को दशा'ने वाला
च7ण और रीढ़ का ह ी का संरचना पर उनका भाव।

- *संयुN यां 7का:* सही मु5ा जोड़ा म समान Vप से वजन वत रत करती है,
िजससे मांसपे शया और ट डन म तनाव और अ धक उपयोग का चोटा का जोिखम कम होता है।

उदाहरण: वजन उठाने वाली ग त व धया के

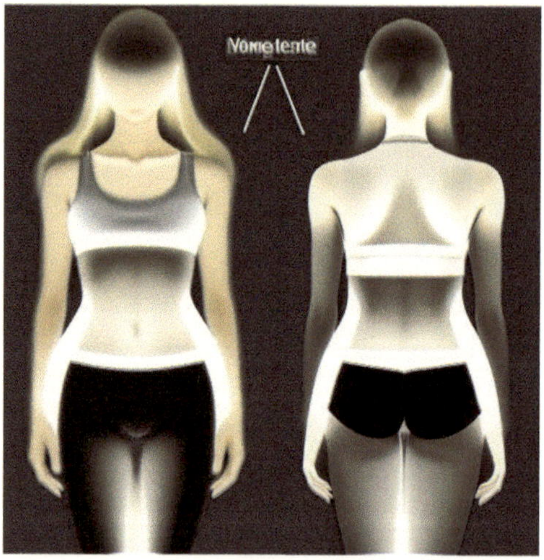

दौरान अ“े बनाम खराब आसन वाले
Nया म संयुN संरेखण दखाने वाली तुलना मक छ वयाँ।

11.3 सामा य आसन वचलन और संबं धत दद'

कुछ आसन वचलन म कुलो केलेटल दद' के

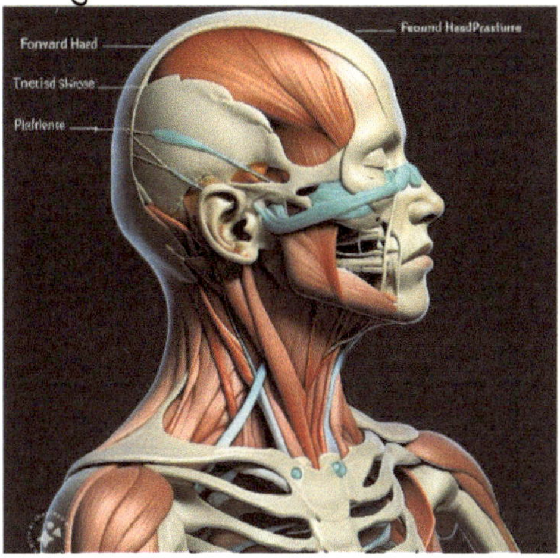

व श कारा म योगदान करते ह:

- *आगे का ओर सर का मु5ा:* ◌ीवा रीढ़ का वAता को बढ़ाती है, ◌िजससे गद'न म दद',
सरदद' और ग त का सीमा कम हो जाती है।

उदाहरण: आगे का ओर सर का मु5ा और
◌ीवा रीढ़ संरेखण और मांसपे शया पर इसके
भावा को दशा'ने वाला आरेख।

- *काइफो सस (गोल कंधे):* अ तरं◌िजत व वAता मांसपे शया के असंतुलन और संयुN संपीड़न के कारण कंधे और ऊपरी पीठ म दद' का कारण बनती है।

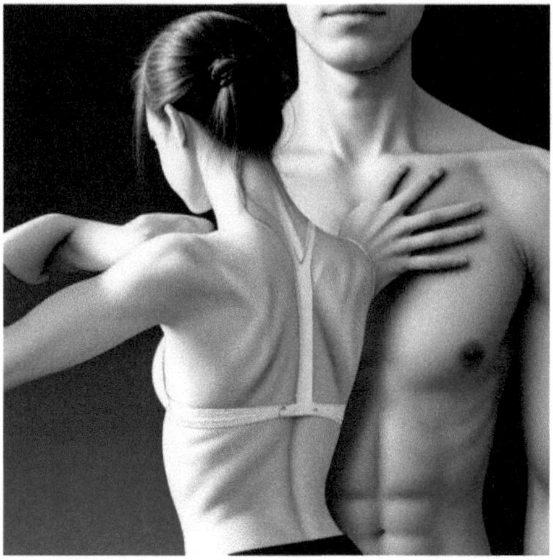

उदाहरण: काइफो टक मु5ा और कंधे का कमर संरेखण और मांसपे शया के तनाव पर इसके भाव को उजागर करने वाली मु5ा मू यांकन छ वयाँ।

11.4 खेल और दै नक ग त व धया म मु5ा- संबंधी चोट

अनु चत मु5ा शारी रक ग त व धया के दौरान चोटा के जोिखम को बढ़ाती है:

- *दौड़ना और नचले छोर का चोट :* खराब दौड़ने का मु5ा से पडली का मोच, आईट ब ड स5ोम और घुटने के दद' जैसी िR तयाँ हो सकती ह।

उदाहरण: र नग बायोमैके नKस और मु5ा, पैर के हार पैटन' और नचले अंग का चोटा के बीच संबंध को दशा'ने वाला आरेख।

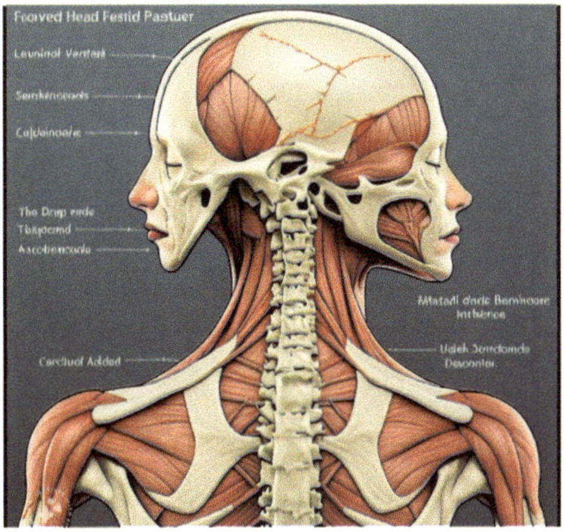

उठाने और पीठ का चोट : गलत उठाने का मु5ा रीढ़ का ह ी का िRरता को भा वत करती है, िजसके प रणाम वVप खचाव, ह नयेटेड ड क और साइ टका होती है।

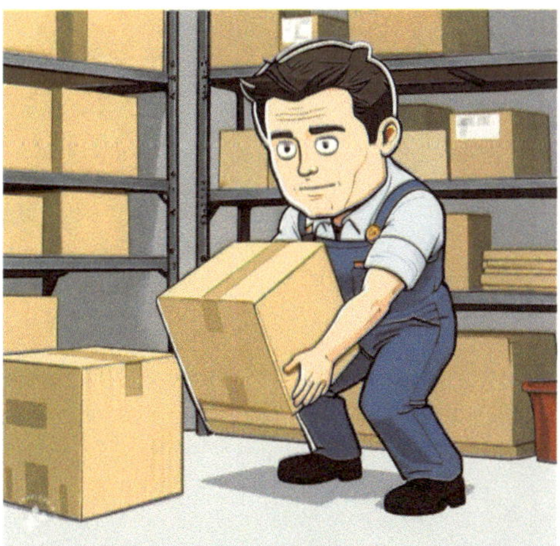

उदाहरण: उठाने के कायfi के दौरान पीठ का चोटा को रोकने के लए उ चत उठाने का यां 7का और एग नो मक स5ा ंता को

द शत करने वाला च7ण।

11.5 ावसा यक से ट स म एग नो मक कारक

ावसा यक एग नॉ मKस काय'Rल के वातावरण म मु5ा और चोट के जोिखम को
भा वत करता है:

- *दोहराए जाने वाले तनाव का चोट :* खराब एग नो मक सेटअप के साथ लंबे समय तक बैठे रहना या दोहराए जाने वाले काय' काप'ल टनल स5ोम और पीठ दद' जैसी िR तया म योगदान करते ह।

उदाहरण: वक' टेशन सेटअप का एग नो मक मू यांकन, जोिखम कारका को उजागर

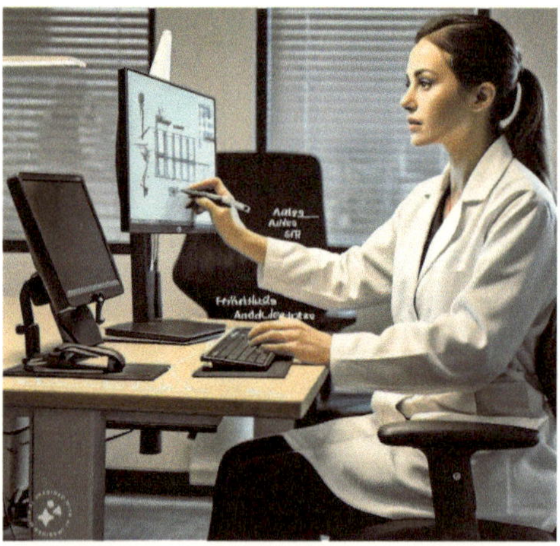

करना और दोहरावदार तनाव का चोटा को रोकने के लए अनुशं सत समायोजन।

- *मैनुअल हड लग काय':* अपया' त उठाने का तकनीक और एग नो मक अ?यास

मका के बीच म कुलो केलेटल चोटा का संभावना को बढ़ाते ह।

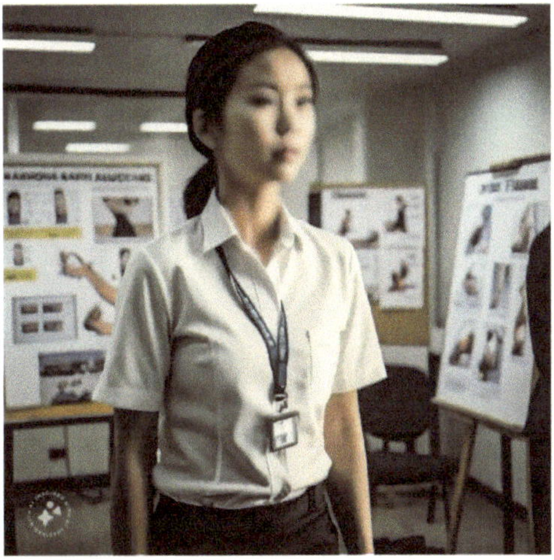

उदाहरण: उ चत मैनुअल हड लग तकनीका

पर श ण मॉ ूल, आसन जागVकता, उठाने का यां 7का और सहायक उपकरणा के उपयोग पर जोर देना।

11.6 मनोवै ा नक कारक और दद' का धारणा

मनोवै ा नक कारक दद' का धारणा और आसन से संबं धत असु वधा के भाव को

भा वत करते ह:

- *तनाव और तनाव:* मनोवै ा नक तनाव मांसपे शया म तनाव और दद' का संवेदनशीलता को बढ़ाता है, आसन और सम म कुलो केलेटल वाRय

को भा वत करता है।

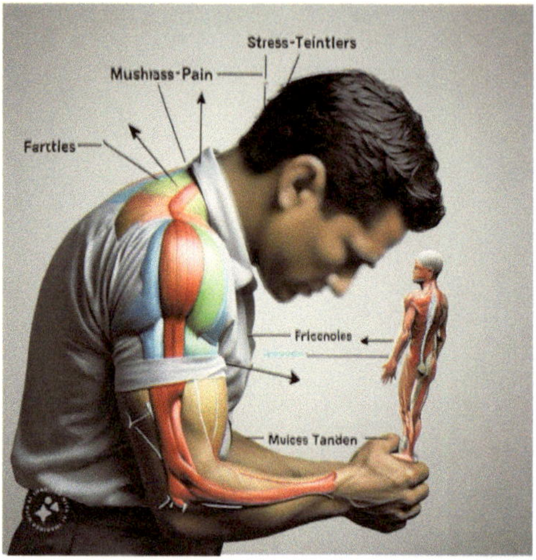

उदाहरण: तनाव-दद' चA और मांसपे शया के तनाव पैटन' और आसन पर इसके भावा को दशा'ने वाला आरेख।

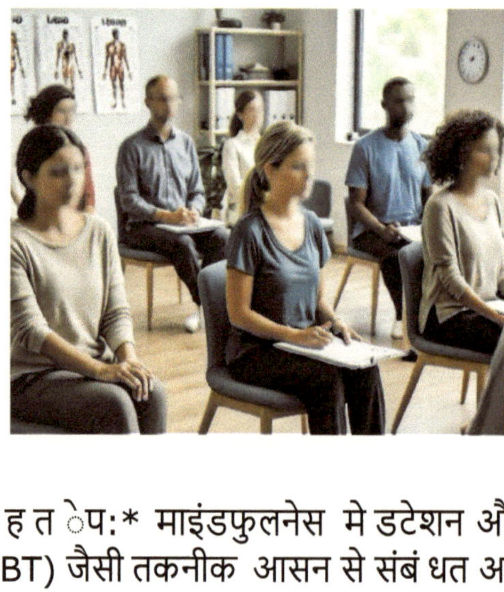

- *मन-शरीर ह त ◌ेप:* माइंडफुलनेस मे डटेशन और सं ◌ाना मक- वहार थेरेपी (CBT) जैसी तकनीक आसन से संबं धत असु वधा के मनोवै

ा नक योगदानकता' को संबो धत करके दद' का धारणा को कम करती ह।

उदाहरण: आसन से संबं धत दद' को कम करने के लए दद' बंधन काय'Aमा म माइंडफुलनेस अ?यास और CBT रणनी तयाँ एका कृत का जाती ह।

11.7 पुनवा'स और दद' बंधन रणनी तयाँ आसन-क 5त ह त ेप पुनवा'स

और दद'
बंधन का समथ'न करते ह:

- *शारी रक च क सा:* Nगत ायाम काय'Aम आसन म सुधार करते ह , सहायक मांसपे शया को मजबूत करते ह , और दद' से राहत और चोट से उबरने के लए ग तशीलता को बढ़ाते ह।

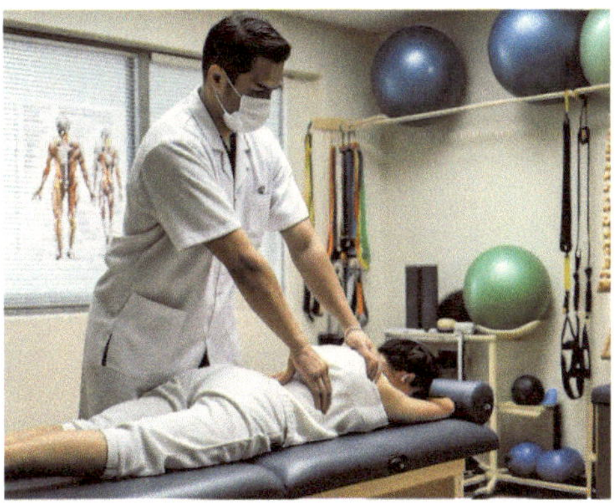

उदाहरण: आसन सुधार और दद' म कमी के
लए पुनवा'स ोटोकॉल, िजसम च क सीय
ायाम और मैनुअल थेरेपी तकनीक शा मल ह।

- *दद' से राहत के तरीके:* हीट थेरेपी, कोV थेरेपी और इलेK ोथेरेपी जैसे

तरीके सूजन

को कम करके और ऊतक उपचार को बढ़ावा देकर आसन पुनवा'स को पूरक बनाते ह।

उदाहरण: आसन-संबंधी ि◌R तया म दद' से राहत के लए हीट पैक और TENS

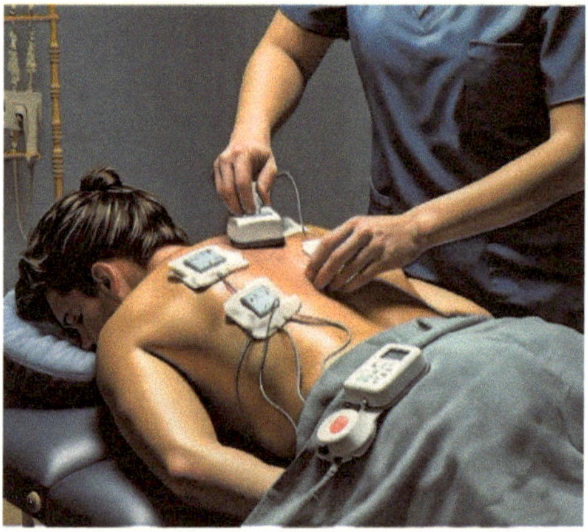

(◌ा◌ंसKयूटे नयस इलेि◌K कल नव' ि◌ टमुलेशन) के अनु योग को दशा'ने वाला च7ण।

11.8 रोकथाम का रणनी तयाँ और द घ'का लक वाRय प रणाम

नवारक उपाय और नरंतर मु5◌ा जागVकता द घ'का लक म कुलो केलेटल वाRय को बढ़ावा देती है:

- *श ◌ा और श ण:* साव'ज नक वाRय पहल और काय'Rल काय'Aम Nया क◌ो उ चत मु5◌ा आदता और एग न◌ो मक थ◌ा के ब◌ारे

म शि त करते ह।

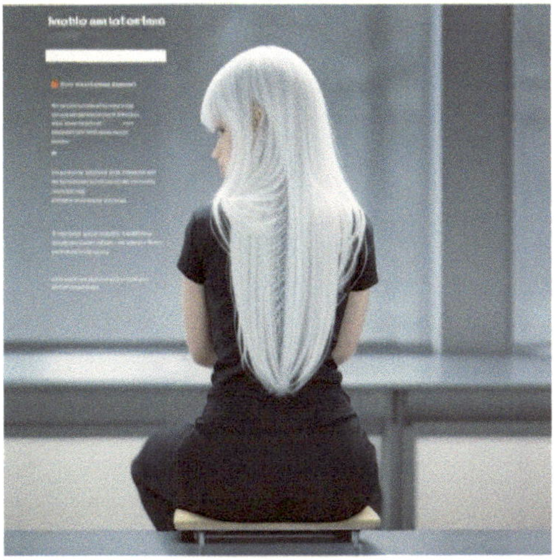

उदाहरण: म कुलो केलेटल वाRय को बढ़ावा देने के लए कूला और काय'Rला म
वत रत मु5ा जागVकता पर शैि क अभियान साम ी।

- *जीवनशैली म संशोधन:* नय मत शारी रक ग त व ध, एग नो मक समायोजन और दै नक दनचया' म आसन संबंधी
ायाम को शा मल करने से आसन से संबं धत दद' और चोटा का जोि‍खम कम हो जाता है।

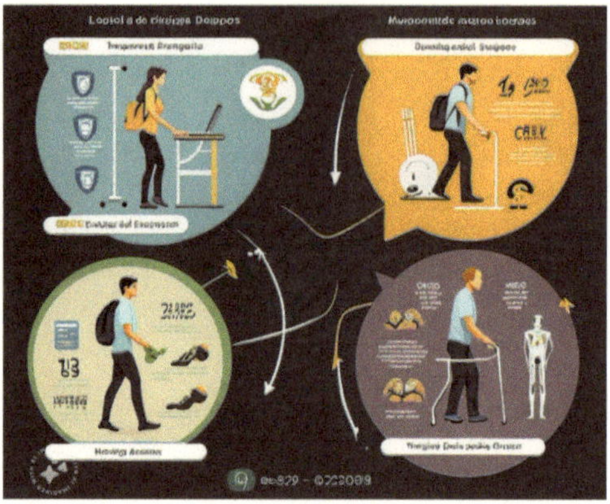

उदाहरण: विभ आयु समूहा म इ तम मु5◌ा बनाए रखने और म कुलो केलेटल वकारा को रोकने के लए जीवनशैली म संशोधन को दशा'ने वाला इ फो ◌ा फक।

11.9 नRकष'

अ³याय 11 म मु5◌ा, म कुलो केलेटल दद' और चोट के बीच ज टल अंतस"बंध का पता लगाया गया है, ◌िजसम मु5◌ा जागVकता, एग नो मक अ?यास और मु5◌ा से संबं धत
◌िR तया के बंधन और रोकथाम म पुनवा'स रणनी तया के मह व पर काश डाला गया है। इन संबंधा को समझकर और सा य- आधा रत ह त ◌ेपा को लागू करके, N

दद' को कम कर सकते ह , मु5◌ा को अनुकू लत कर सकते ह और जीवन का सम गुणवU◌ा म सुधार कर सकते ह । अगले अ³याय व वध आबाद और वातावरण म मु5◌ा बंधन के
लए उभरते अनुसंधान और सम 5 कोणा का पता लगाना जारी रखगे।

लेखक का संदेश

य पाठक,

"द पॉवर ऑफ़ लीप: अनलॉ कग एनजा एंड वाइटै लट " म आपका वागत है। म आपके साथ न द का प रवत'नकारी 5 नया म इस या7ा पर नकलने के लए रोमां चत 5ँ। जैसे- जैसे आप इस पु तक के प I को पढ़ गे, आप इस रह य को उजागर कर गे क कैसे अ" न द आपके शरीर को तरोताजा कर सकती है, आपके दमाग को तेज कर सकती है और आपके सम वाRय को बढ़ा सकती है।

य द आपको न द के इस अ वेषण म मू य

मला है, तो म आपको वाRय और क याण पर हमारी अंत5' पूण' पु तका के सं ह से और अ धक खोजने के लए आमं 7त करता 5ँ। चाहे आप पोषण, माइंडफुलनेस या

फटनेस म V च रखते हा, हमारे पास ान का खजाना है जो आपको एक वR जीवन शैली का या7ा पर सशN बनाने के लए इंतज़ार कर रहा है।

जो लोग अपनी सेहत का या7ा म गहराई से उतरने के लए उ सुक ह , उनके लए हम आपके वाRय ल या को ा त करने म आपका मदद करने के लए डज़ाइन कए गए Nगत फटनेस काय'Aम और

श ण पा Aम दान करते ह। हमारे

ऑफ़र के बारे म अ धक जानने और एक जीवंत और पूण' जीवन का ओर अगला कदम उठाने के लए आज ही हमसे +91 9798929622 पर WhatsApp के ज़ रए संपक' कर।

न द का श N को अपनाएँ और जीवन श N के माग' पर चल – आपका या7ा अभी शुV होती है।

हा दक शुभकामनाएँ,

अं कत गौरव
ankit4kgg@gmail.com
[हाट्सएप नंबर: +91 9798929622]

***